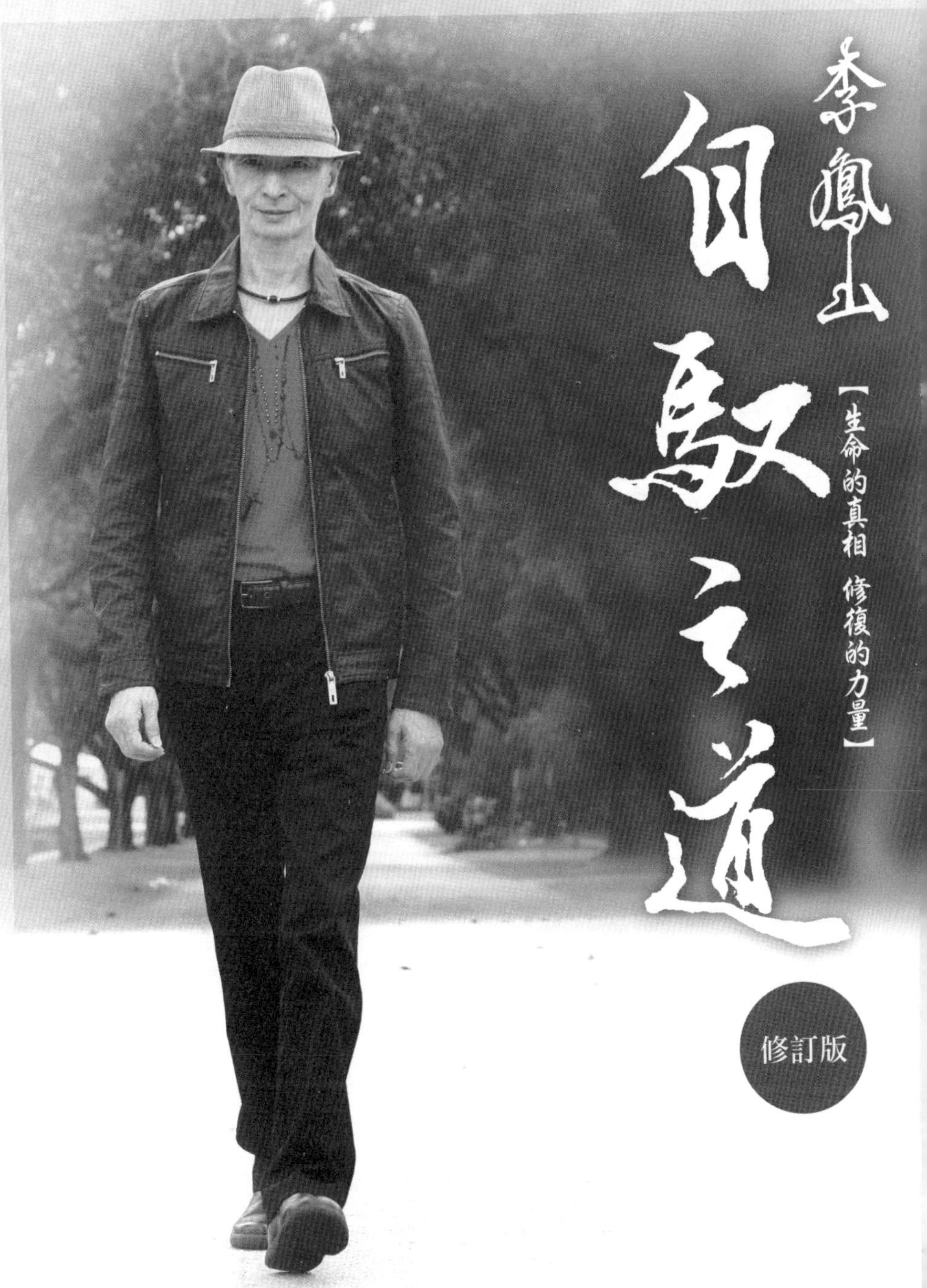

李鳳山

自馭之道

【生命的真相 修復的力量】

修訂版

目錄

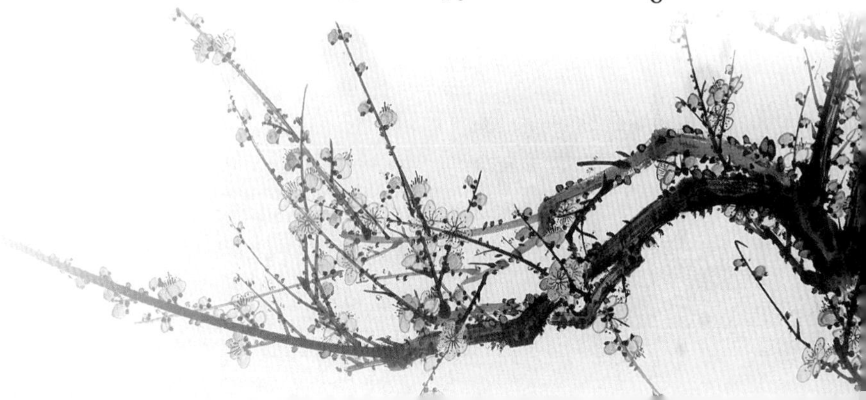

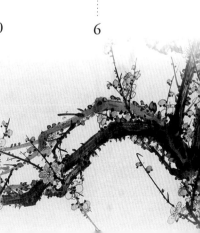

【自馭之道】

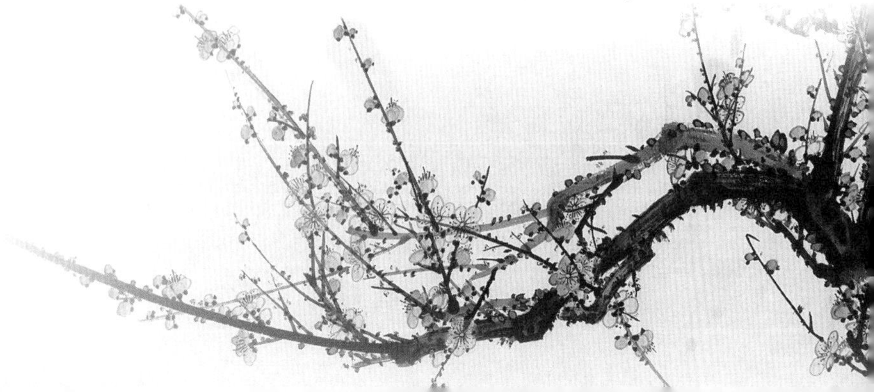

【附錄】

自序

單純的捨　乾淨的得

耶誕老人每年送禮物給孩子們，但可曾有人送禮給他？他最希望收到的禮物又是什麼呢？倘若我是耶誕老人，我要珍藏每一個孩子的笑容，這是我最愛的禮物！

普傳平甩功多年，此乃一自救法門，推廣之目的很單純，僅僅希望大家懂得如何自助助人，毋需畏懼外在千變萬化的環境！

平甩功源自人類的原始本能，簡單易學，有練有效，不易走

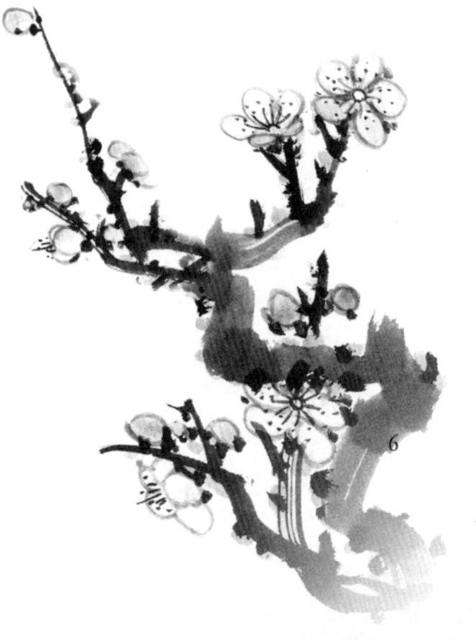

樣，所以適合普傳。但「可普傳，卻不可濫傳」！很多人練習見效，想與人分享，實乃可貴之情操，但請記得，學到什麼就傳遞什麼，敬始慎終，切莫畫蛇添足，將原始的東西複雜化。須知不平凡的效果和力量，來自原始的單純及精準！

我們單純的捨，不曾有絲毫名利心，亦未曾渴盼回報，唯一期待的是——聽到大家練得很好、得到幫助。當我們獲悉無數人因平甩功，從失衡走向平衡、從絕望到充滿希望，即湧起一股堅持的信念，這是大家回饋給我們的力量，支持我們繼續努力！

李鳳山師父說自馭之道

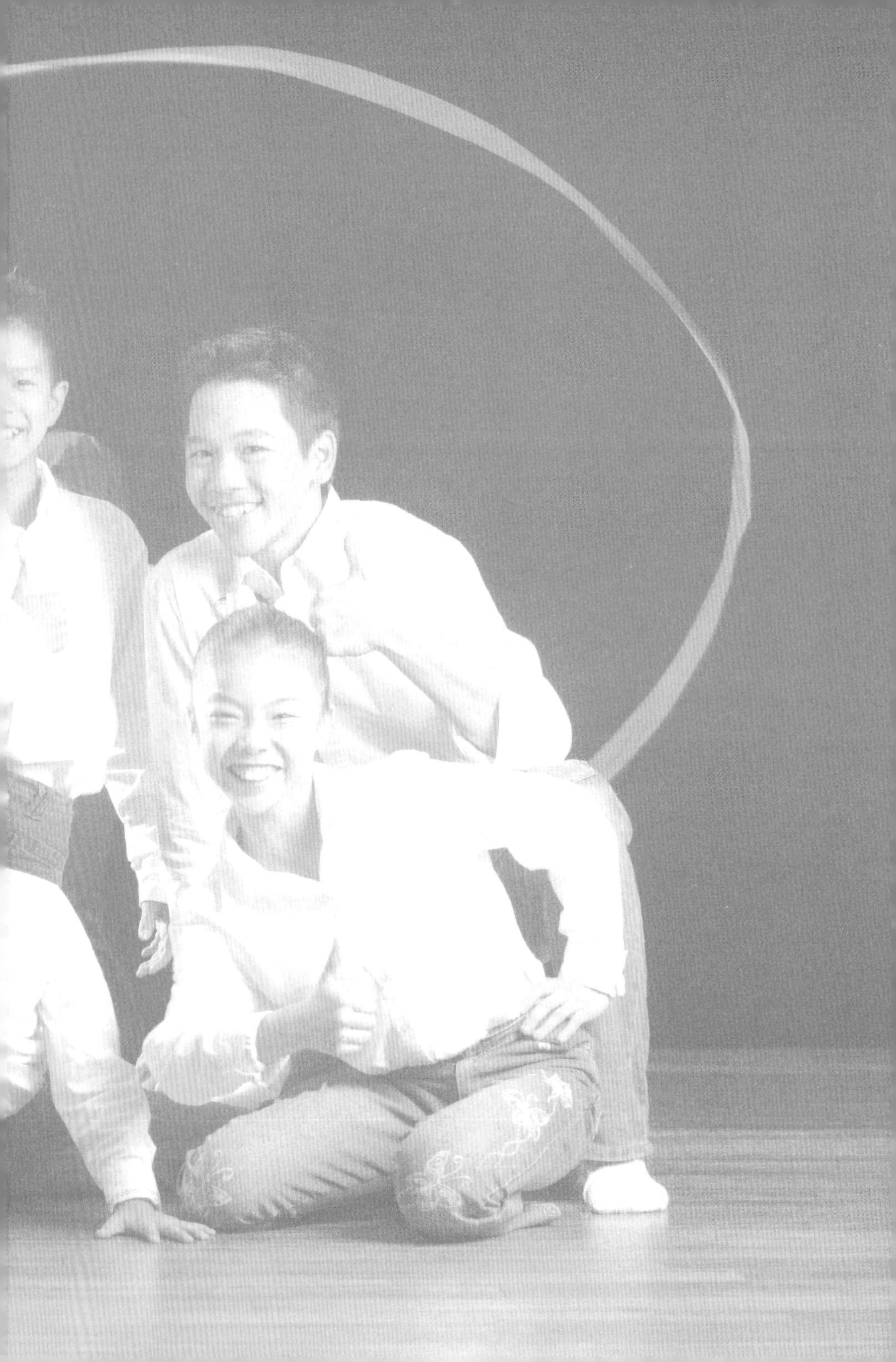

真情推薦

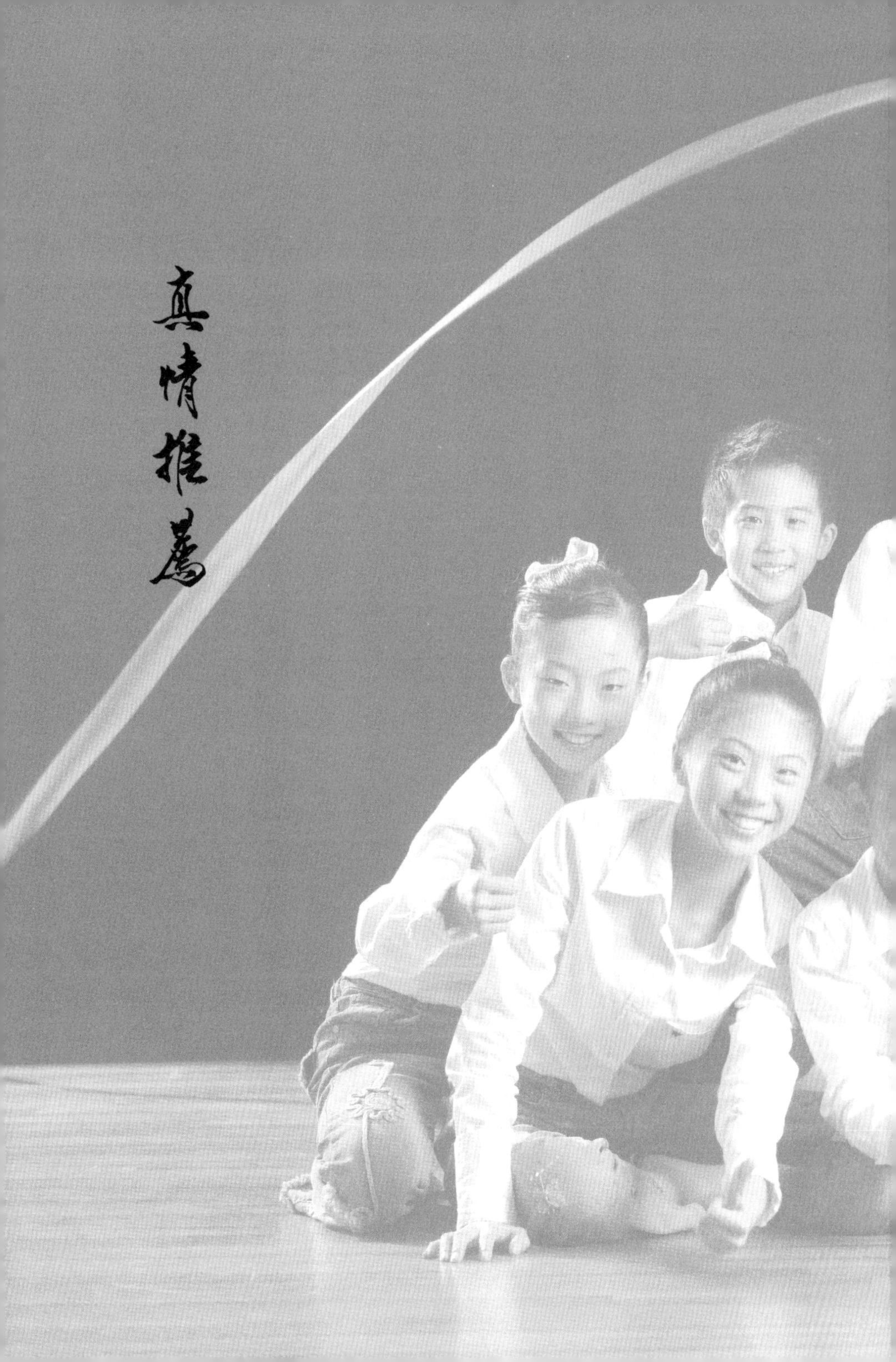

經營健康和發揚文化的終生志業

前《故宮文物月刊》總編輯　宋龍飛

數年前一個偶然的機緣，於友人家中看到一幀打拳的高人照片，一看就覺得這人頗具仙風道骨，體態飄逸自然而靈活。當時藝術界朱銘先生的木雕「太極」紅極一時，也顛覆了整個雕塑界，大家起而傚效，紛紛蒐集打太極拳優美之姿的圖片，供創作之參考，圖中之高人究竟何人？則無人知曉，畢竟時機尚未成熟，須靜候相遇！

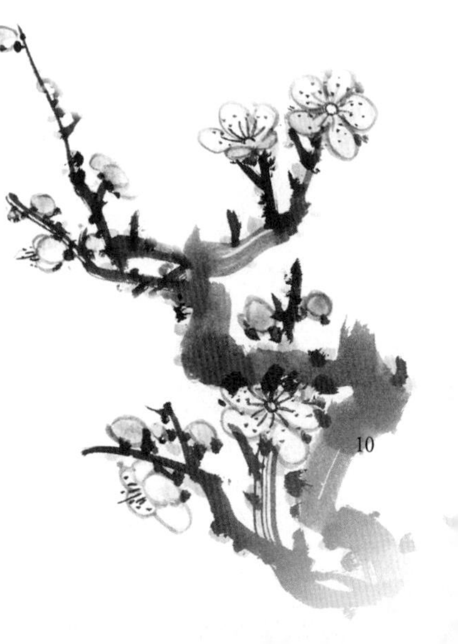

未幾，在陶藝界朋友的展覽中，遇見梅門弟子，邀我在全國梅門弟子拜師大典觀禮。當天，走進會場便感受到典禮的莊嚴，坐在台上一襲長袍的師父，讓人自然產生一股景仰之心；他，就是多年前照片上的那位高人！這日不期而遇，見到本人丰采，豈不快哉！

典禮進行順利，每位上前領證的弟子向師父行跪拜禮，並報告學習心得，感謝師父的教導，噢！我明白了，中華文化的發揚，竟在這小小的會場發揮得淋漓盡致，「天、地、君、親、師」，「孝、悌、忠、信」，「禮、義、廉、恥」這些老東西在別處已很難得聽到，但在這方寸之地，卻鏗鏘有力地被頌揚著，他就是梅門的大家長——李鳳山師父！

未久，我到梅門大德班上課，每月一回練習平甩功，回家後自行練習，內人也隨著甩，她被頸痛、腰痛困擾已久，平甩後血脈打通，脫胎換骨，與從前判若兩人。

我在陶藝界數十年，對推動陶藝發展從不落人後，今年適逢建國百年，我在梅門辦一個「十全十美」陶藝展，由十位正值巔峰的本土陶藝家聯展，代表我們傳統文化的精神。

之所以選在梅門辦展覽，是因為非常認同李師父的理念，這個不求營利的單位，一直在協助社會走向健康之路，從事承先啓後的大業。希望有更多的人，一起來學習照顧自己的健康，並發揚傳統文化！

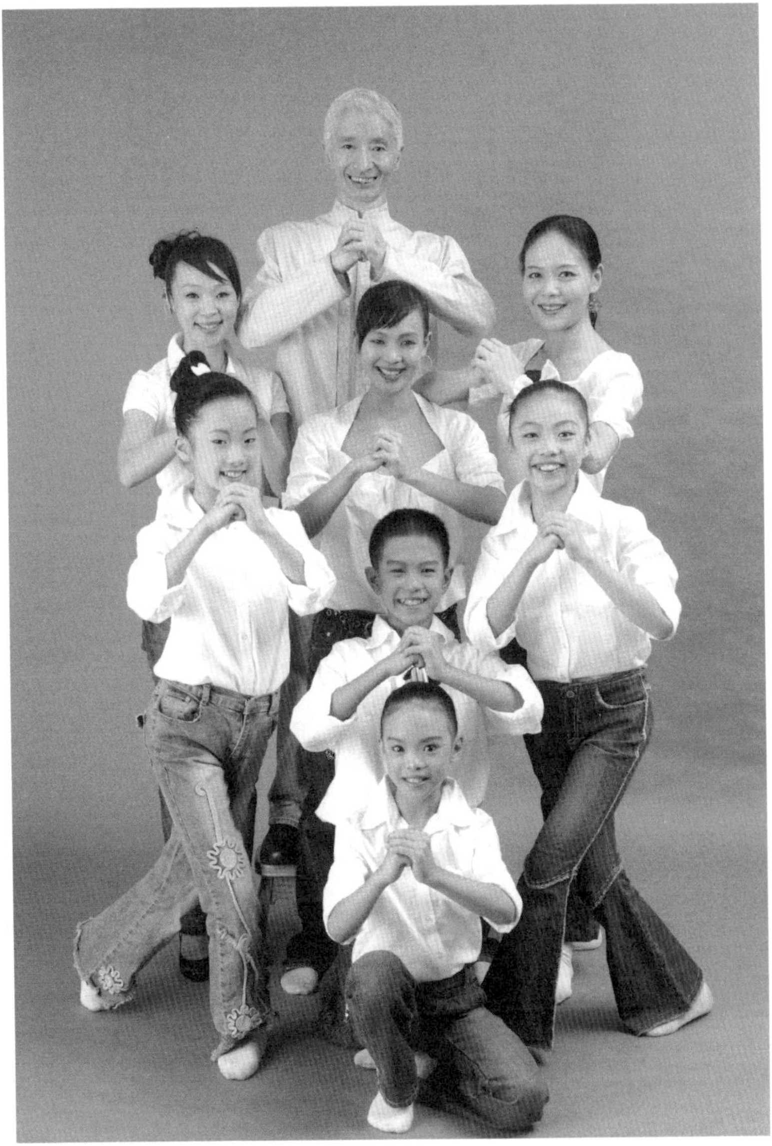

平甩功　改變人的一生

財團法人伯仲文教基金會董事長　吳伯雄

我所認識的李鳳山師父，是一位非常傳奇的人，他靠著鍛練，不斷地提升身體與修為，也使武術境界更為美化，更為大眾所接受，最重要的是，他無私地與大眾分享成果——推行最簡易可行的平甩功，任何人都能隨時隨地鍛鍊。平甩功看似簡單，但就我所知，凡持恆練習者，皆能達到極佳的效果。

李師父不但教「養生」，也教「養心」，更教待人處事的道理。

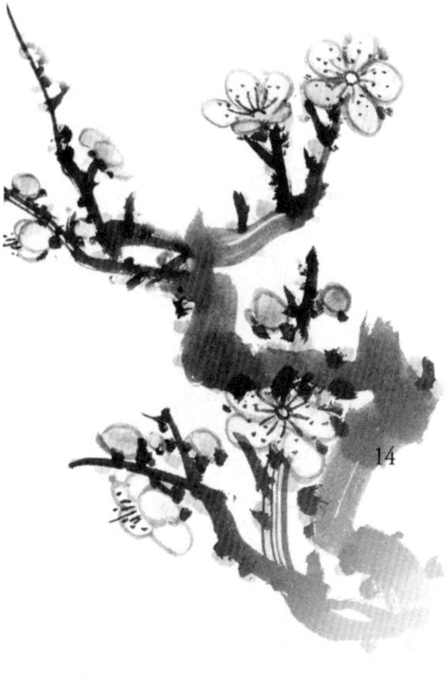

對所有人的疑惑，皆能一語道破。他對人熱忱，充滿理想，更堅持原則，一步一腳印，腳踏實地，這是令我最佩服的。

台灣的土地和資源有限，最大的資產就是「人」。我相信李師父的修養法則，可以提升「人」的品質，他的努力，帶動好的影響，也帶動一股向上提升的力量，這是台灣重要的軟實力。

李師父因材施教，用各種活潑、幽默的方式教化大眾，啓發人的良知，使許多人願意跟隨，傳承使命，為理想而奉獻！

我個人在鍛鍊平甩之後，體證到平甩功除了改善身體健康，更重要的是讓人心平氣和；思緒紊亂時，持續平甩，浮躁的心情就會慢慢沉澱。我常跟朋友介紹平甩功，因為能跟平甩功結緣，就會改變人的一生！

「集義聯展」結下不解之緣

乾雅堂藝術空間創意總監　吳開乾

人生的際遇就是那麼奇妙！多年前參加台北畫廊博覽會的活動，巧遇李鳳山師父，他眉宇間透露不凡的氣勢，令人印象深刻！那時，彼此不相識，透過雜誌報導，知道他是台灣的黃飛鴻，正巧我在練截拳道及雙節棍，所以想請益精進之道。

九十九年梅門總部喬遷至麗水街，並舉辦「集義聯展」，經由陶藝大師翁國珍的邀約，和好幾位藝文界老師一起聯展，贊助

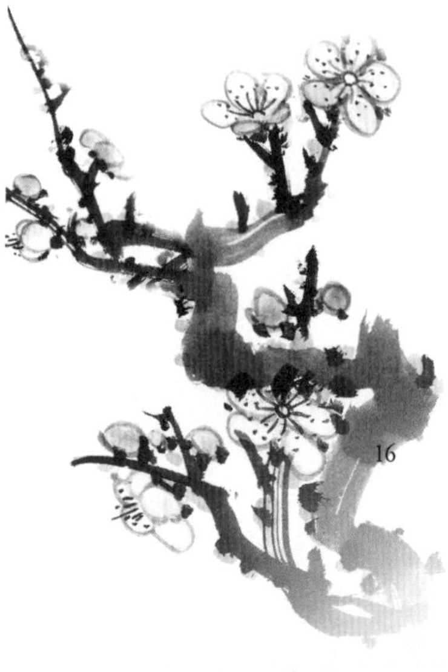

梅門道場的建設經費，始正式與李師父會面，百聞不如一見的風範——仁、義、禮、智、信，並了解他推崇武道和武德的精神，更處處顯露鳳山美學觀——欣賞創作者的用心。

此後，與梅門結下不解之緣，學習平甩功之後，時時練習，甩出能量、甩出健康！它簡單易學，對從事藝術創作的我而言，每每專注工作過久時，起來甩個二十分鐘，就通體舒暢，精神又飛揚起來！平甩功通經舒脈，兼顧五臟六腑，常做有益身心，我如獲至寶，很感謝李師父無私分享，利益眾生！

只付出而無所求的李師父

畫家、前國立師範大學藝術學院院長　梁秀中

幾年前應王壽蘐老師邀請，參觀她在梅門賞廳的水墨畫展，就此認識了李鳳山師父，對他致力於傳承文化、推動世界大同，帶著弟子為理想奉獻，我很欽佩！

李師父很愛國，這是大愛，這麼大的志業，落實在教育、表演、飲食和照顧大眾的健康，梅門的孩子既規矩又活潑，還上台把喜悅帶給大家，師父的教育很成功！

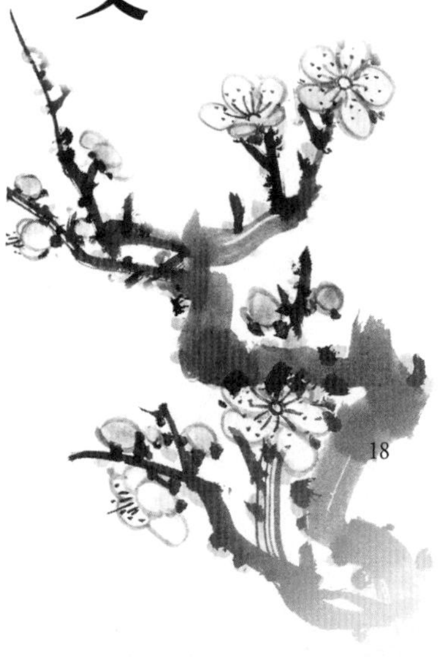

我開始上梅門「大德班」的課，大家的年紀差不多，有認同感，見面也都講正向的話，相詢有沒有練功等等，互相鼓勵，不會推薦維他命什麼的！

李師父常說要「內外兼修」、「身心合一」，以及身心靈的提升，隨口講出許多養生的道理，都是透過鍛鍊體會的，不是背誦經典來的。

我每天平甩約半個鐘頭，感覺身體越來越靈活，很多人問我：「老師，你的體力怎麼這麼好？你在這兒看畫展，站了那麼久，怎麼不累？」我以前當老師，就很能站，但現在不只站，連坐和蹲，都比同齡的友人靈活。

很多人都知道平甩功，但知道沒有用，要練啊！練的時候要自然一點、輕鬆一點、慢一點，年長的人也能練得很好。

沒練功以前，我曾想八十歲以後就不再單獨開畫展了。但練功後，在身、心、靈上面，有不同的感覺；作畫時，層次也提升了，做任何事情，心情都能沉澱下來，更能夠感受李師父對大眾的那份「只付出而無所求」的心境！

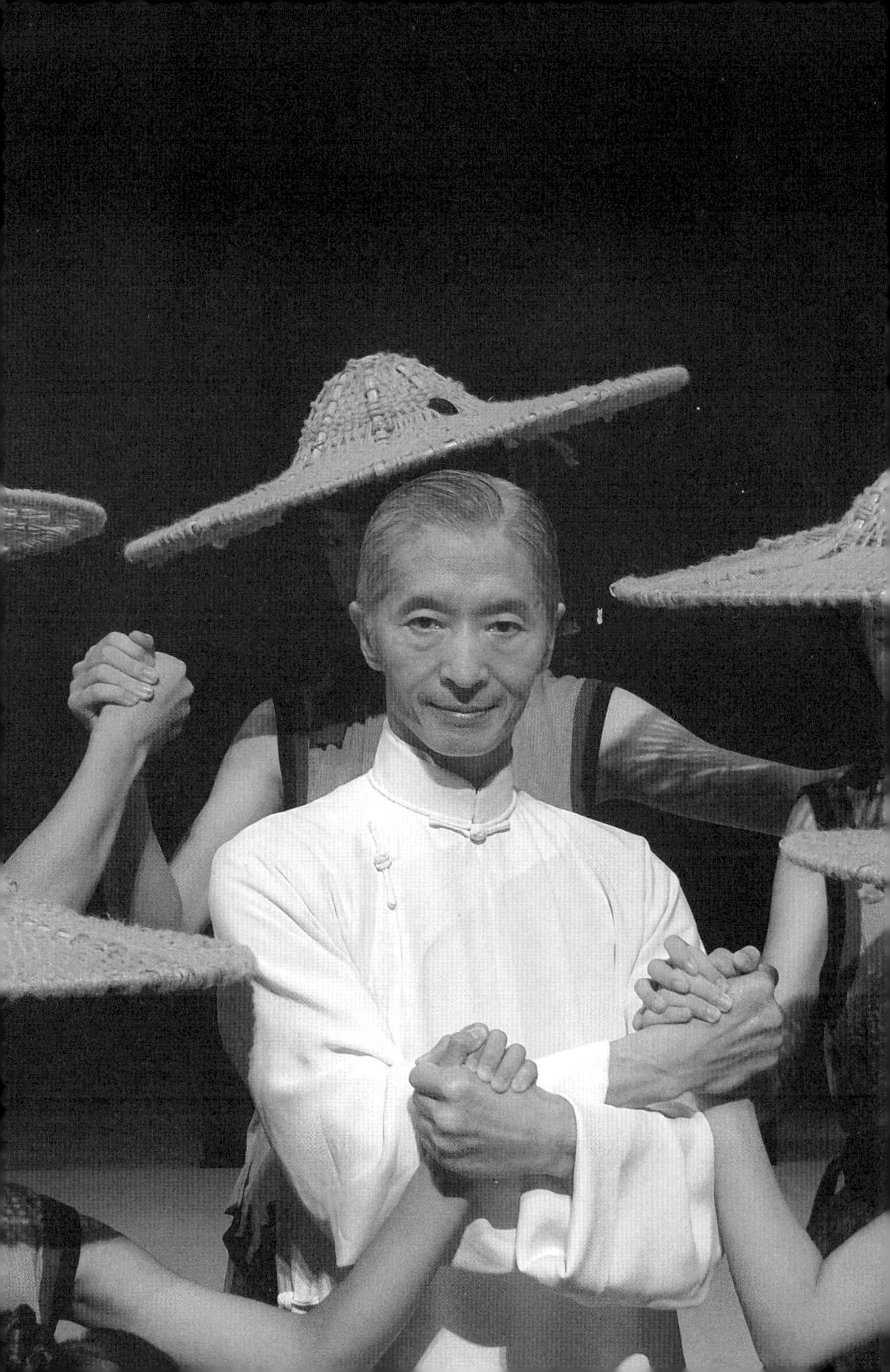

一個很正的人

前陶藝協會理事長　翁國珍

我與李鳳山師父因一只茶杯而結緣！

有一回，李師父在南京西路附近巧遇一位我的學生，學生正用我燒製的茶杯喝茶，李師父覺得茶杯很特別，一問之下，與我通上電話，在電話中相談甚歡。

之後，只要梅門有活動，都會邀我參加。第一次見到李師父是在一個餐會上，他給我的印象就是「正」！李師父是練氣的人，

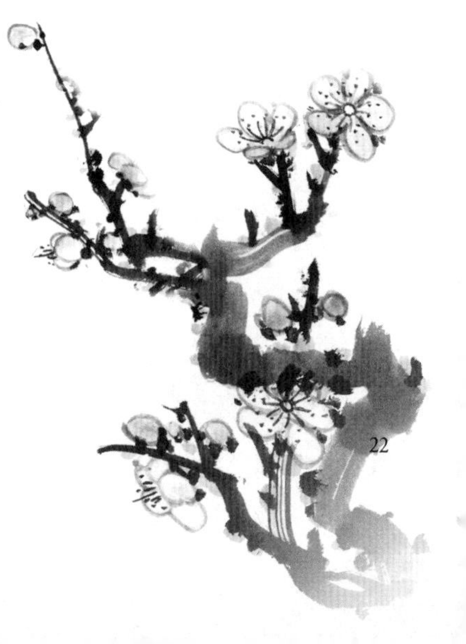

他所到之處，都能創造很好的氣場。

李師父教導社會大眾鍛鍊平甩功，完全不藏私，我個人學習之後，只要有空就練，作陶時手勁更能收放自如，腰部痠痛的情形也減少很多。我認為對師父所傳承的功法，一定要先相信，相信之後，就要持續地練習，如此，一定會見到可貴的效果。

李師父助我一圓俠女夢

中央警察大學退休講師　錢瑩瑩

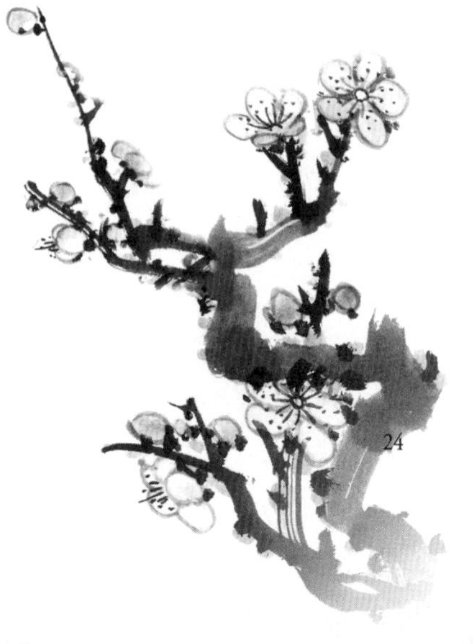

我從小就想當俠女，很早就聽說李師父功夫很好，民國九十年師父到師大演講，我趕緊跑去聽，結束前他說：「教大家一個非常好的功法」，我聽了非常興奮，結果教練就示範平甩功，我心想：「這麼簡單，真的有效嗎？」不過李師父看起來就是功夫高手，跟他學準沒錯，就直接來梅門報到。

練功之後，體會到平甩功不僅是所有功夫的基礎，還可以把陳年宿疾練出來。我二十歲時騎馬摔倒，那時才剛學，只會慢走，不能疾奔。有一天，馬突然跑起來，我不知道怎麼讓馬慢下來，接著前面有個人摔下來，眼看著馬就要踩到他了，我不曉得一提韁繩，馬會由旁邊繞過去，心想：「完了，完了！」沒想到馬突然硬生生地停步，牠沒有踩下去，倒是我摔了個四腳朝天，背和腰都痛得不得了。後來雖然好了，可是年紀一大，特別覺得這些部位僵硬不舒服。練功一段時間之後，腰又痛起來，我知道就是那次摔傷的後遺症沒有全好，練著、練著總算真正有改善，身體柔軟很多，後來加上素食，很多人都說看不出我六十歲呢！

平甩功簡單易學，而且天天練效果更佳！遇到有緣的朋友，甚至陌生人，他若想學，我都先問他：「有沒有時間練？」沒時間就不輕易教，不能濫傳！

有一位教授同事學了平甩功後，去澳洲探視先生，正好她先生舌頭上長一個包，看醫生看好久也沒效，就教他甩手，慢慢地包就消了；她先生學成回國後，有一天睡醒，突然眼睛看不見，醫生檢查說眼睛沒有問題，但血壓偏高，之後他天天平甩，一天甩三次，每次半小時，沒多久後腦勺腫一個血包，像手掌那麼大，他再繼續練，血包消了，事後查資料發現，當時他先生可能已經眼睛中風了，再次印證平甩功排毒的效果。

我常去的台北青田郵局，有一位負責郵務的先生，每天提包裹、蓋郵戳導致肩膀痠痛，我也教他平甩，他很認真每天練，兩週後再見到他，他對我說：「真恨不得早點認識你！練功後，肩膀不再痠痛了，多謝！」用平甩功來交朋友，真的令人很快樂！

有一天，我在綠色小鎮泰順店教店員平甩功時，正好有位客人很感興趣，我就一起教，好一陣子以後又在店裡碰到他，他說回去教一個腰痛好多年的朋友，朋友練了以後腰不痛了，說要謝謝我，我說真正要感謝的是李師父！

我常常關心別人練功的反應，曾發現有個人甩手的速度太快，我就再送他一片平甩教學光碟，要他掌握節奏，只要有心要學，我很樂意再多幫一點；若知道他們練得很好，我就很開心，我也一定強調：身體有什麼反應，要告訴我，或打電話到梅門，因為這是負責任。

我是基督徒，知道有些教友對氣功有所誤解，我都說：「我們的身體是聖殿，要保持良好狀態，好讓靈安住，可以一邊平甩一邊讚美主！」大家聽了都能接受。

我先生在交通部擔任部長，他工作很忙碌，常常利用走路時甩手，邊走邊甩，他說有舒壓的效果，而且練平甩之後，感覺氣血暢通，精神容易集中，對睡眠也有幫助。

我一有機會就鼓勵大家練平甩功，雖然到目前為止，當不上功夫女俠，但因為有師父這麼好的方法，讓我能發揮俠義精神，直接幫助到別人，感到非常喜悅！

凝聚小我的力量
完成超級任務

前福建大學中醫藥大學客座教授　賀立維

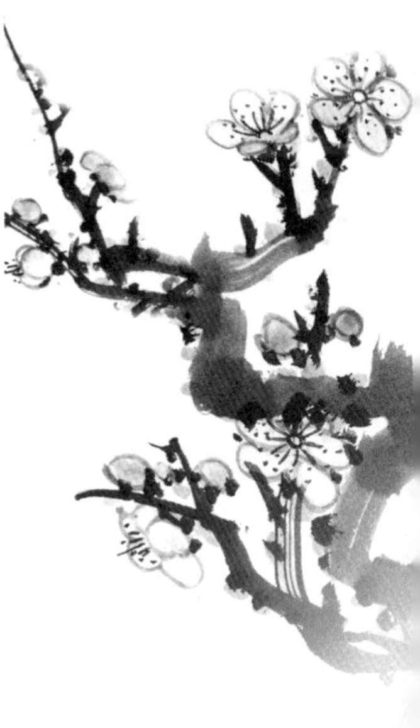

今年年初，參加「國際生物能信息醫學大會」，欣賞梅門功藝坊的演出，印象深刻，不久又與李師父和崔玖教授餐敘，從此經常參與梅門的活動，像祭天、中日文化交流展等，從中學到豐富的養生智慧與健康之道，生命裡多了一份喜悅，也多了一份感恩，身心都增添了正面的能量。

我早年研習物理，因時代背景，曾赴國外學習核子工程，也研究核子反應爐。目前離開這個環境已久，但心中仍不免要問：「人類為何要以如此可怕的武器互相殘殺？人類設計出來的核子發電廠，又能保證不出事嗎？一旦出了事，政府與百姓有能力自救嗎？」師父的「自馭之道」一句話道破了這個道理，人類不懂得自馭的話，遲早會被自己所製造出來的機器所毀滅！

練習平甩功已逾半載，每天定時鍛練，每次練完感到身心舒暢，睡眠安穩，工作精神集中，對身心助益良多，實應多加推廣。如習過平甩功的人每月推廣一位親友，一年就有十二位加入平甩家族，那麼，八年後世界上將有超過四億人受益！

梅門平甩家族成長人數推算公式如下：

人數 =12* 年數

年數	梅門平甩家族成長人數
1	12
2	144
3	1,728
4	20,736
5	248,832
6	2,985,984
7	35,831,808
8	429,981,696

切莫小看個人的力量，凝聚起來，就能完成不可能的任務！

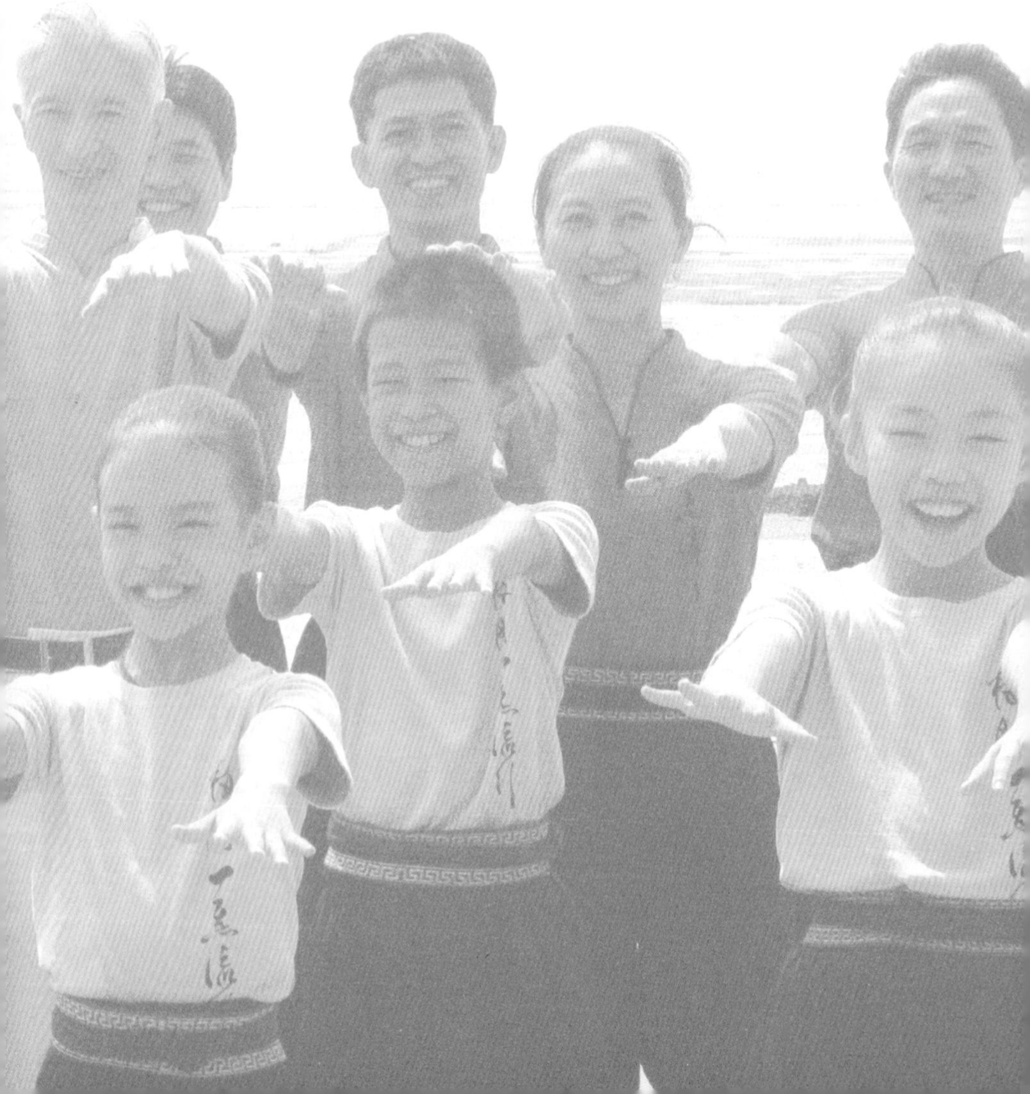

自馭之道

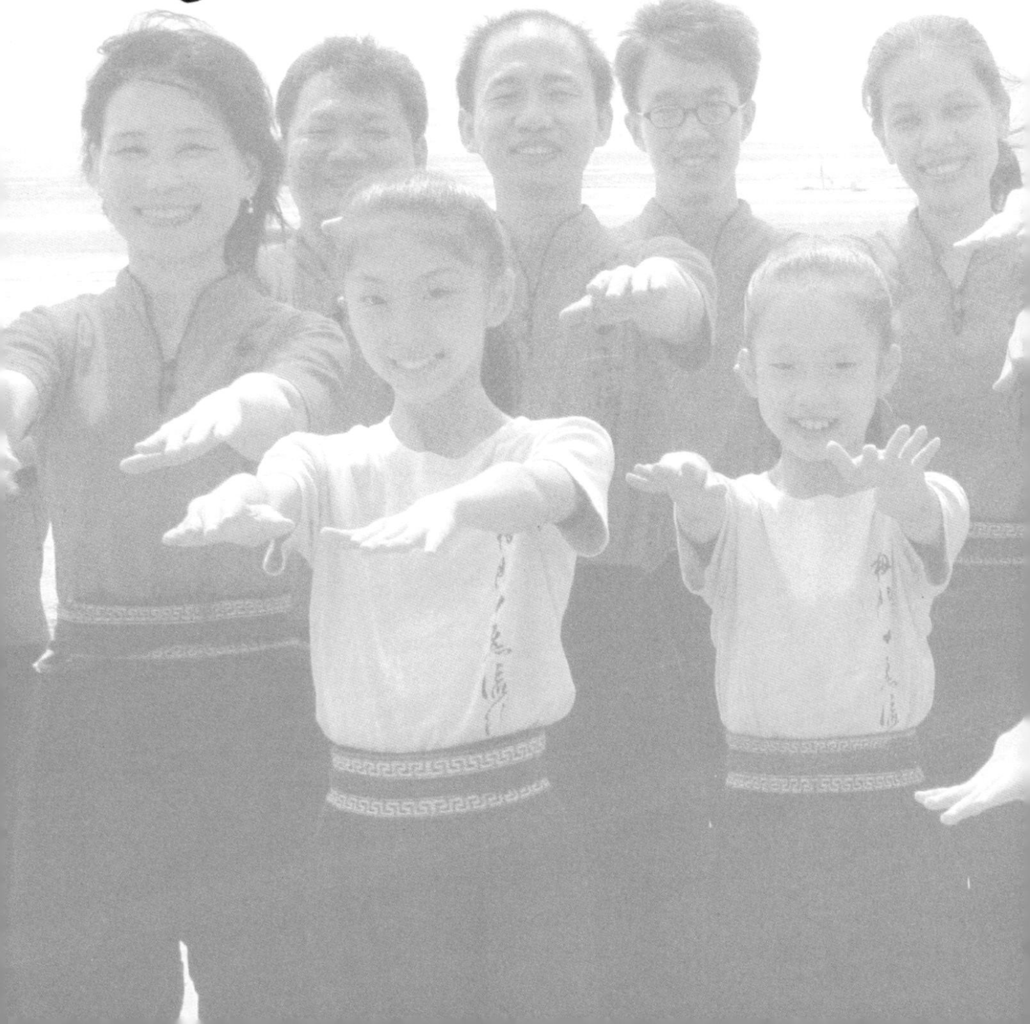

規律鍛鍊　平衡穩定

現代社會步調緊湊，人人忙碌，經常忙到忘記節奏、忽略休息，甚至積勞成疾。古人有云：「常欲小勞以養生，太勞則耗，不勞則淤。」勞動須以休息來調節。休息就是懂得適可而止、見好就收。健康的人都需要休息，何況是生病的人，更需要休息。

一個人如果病了，一定是有個地方不夠乾淨，不是身體不夠乾淨，就是心理不夠乾淨，於是形成阻塞，循環到不了，身體失去規律，甚至規劃的能力也沒了，氣血經過就拐彎，久之愈來愈

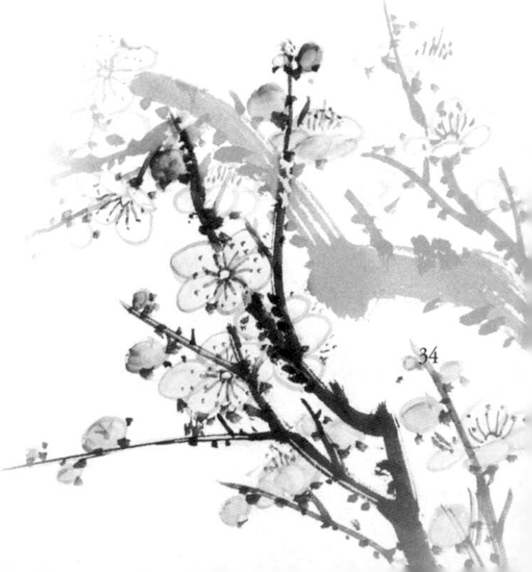

不平衡，也更難修復，最後變得無靈、無氣又無力了！

休息時好好調整身心，再出發時動力十足！此時最好保持念頭單純，不要胡思亂想。如何能夠念頭單純？不妨追求形而上的東西，譬如靜坐、看聖賢書等等，皆有助於安定心神，若有幸得到智慧啓發，瞬間提昇，也能改善身體狀況，達到不可思議的效果！

休息並非停滯不動，而是暫停忙亂的步調，重新調節身體的規律。人體以循環問題最為重要，練氣可促進循環，也不會過度消耗，是任何年齡、任何狀況的人都適合鍛鍊的方法。練氣，可以排除體內穢氣、廢氣，自然提高免疫功能，製造抗體。持衡練習更能累積能量，使好的更好，萎者再生，但別忘了前面所提到的規律。

就大自然的力學而言，力量有波動和巨震兩種。波動是規律且穩定的，是週而復始、生生不息的力量。譬如地球之轉動，因自轉而有晝夜變化，因公轉而有四季交替，規律運作，循環不已。巨震則是不規律且變化的，也許突如其來、也許累積已久，是難以預測、具有毀滅性的力量。譬如海嘯突襲，瞬間淹沒大地，但若能察覺其中生機，毀滅卻也是重生的契機！

我們處於天地間，要讓身心變得規律，與天地共震，才能天地人三才合一！鍛鍊平甩功即是製造波動，它的規律可平復身心。但因身體多少有其不規律之處，練習一段時日後，能量累積使身體產生巨震，即俗稱「瞑眩反應」，此時更要繼續鍛鍊，掌握一線生機，讓規律的力量去平服原來的不規律，待裡外合一，巨震消失，恢復規律的運行，則生機更盛！

平甩功由外而內，讓人從規律中變得一團和氣，從和氣中生出平常心和平等性，有了平常心和平等性，就容易體會到真正的平和，以致於能恢復平衡，與大自然穩定而恆常的能量同流一氣！

息過舉才　隱惡揚善

每天翻開報紙，總看到許多聳動的標題。殺人放火、無法無天之事多到讓人心驚；社會良善的一面反而屈指可數。我曾就此現象請教媒體朋友，對方答說：「這年頭，腥色煽動才能搶頭版！好人好事不能寫太詳細，以免有廣告嫌疑。」

此種不平衡現象，應該反過來才好——負面報導輕描淡寫，正面消息大張旗鼓！若歹事描寫得詳細，好事更要強化，否則豈不讓好人難以出頭，壞人更加囂張？

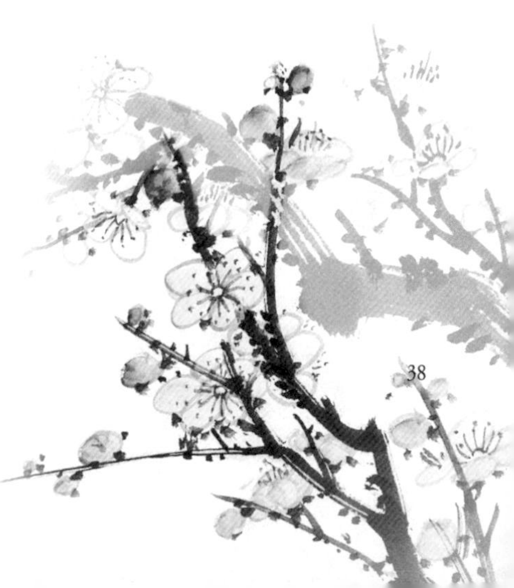

我國傳統教育講究隱惡揚善、見賢思齊，好人愈多，社會風氣愈好，惡的一面在良善的氛圍裡受到潛移默化，逐漸引導出性之本善。

中國之醫學秉此同理，重點不在治不好處，而是講究「息過舉才」——亦即把造亂的力量息事寧人，把好的發揚光大，如此身體自會恢復生機，且免於在對抗中製造新的問題。

曾有人問：「生病吃中藥好得比較慢，吃西藥是否更好？」以炸彈為比喻，要越快有作用，需要愈大的壓力，所產生的爆炸性、破壞力也愈大。當身體出問題時，能再承受多大壓力，難以預料。更何況惡勢力有時一經打壓，更加猖獗，不堪設想。

然平甩功更講究整體，它不用問哪裡不好，只管落實自我鍛鍊，如此，身體規律，循環正常，該排的排了，該補的補上，修復能力增加，自然也就平衡健康了！

一般人經過長時間鍛鍊，可體證規律的效果及重要，進而體悟單一的好處——有時最單純的東西反而產生最好的效果。在單一的過程中，做到「放」字，把心事放下，把身體放鬆，放得愈乾淨，其實拿得愈多，而始終放不下的人，往往真的想拿時，卻又拿不起來了！複雜的人會愈來愈害怕單一，但始終保持單一的人不怕面對複雜，若悟此點，已登堂入室，進入修養及修行之領域了！

超越有形　重視無形

有一個民間傳説：三個人同時受到死神召喚，將於某月某時前來收取魂魄，屆時聽到鑼響即是大限已至。某甲返家後茶飯不思，鬱鬱寡歡，旁人問起也不言不語，大限未至，已了無生氣。某乙返家後盡情狂歡，天天作樂，不多時已形容枯槁。某丙自思來日無多，更加善待他人，並散盡錢財熱心助人，日日了無遺憾。轉眼，死神降臨之日到來，甲乙二人在家中膽戰心驚，果然等得鑼聲一響，魂魄全無！而某丙早忘卻這時辰，平常度日，因鄉人

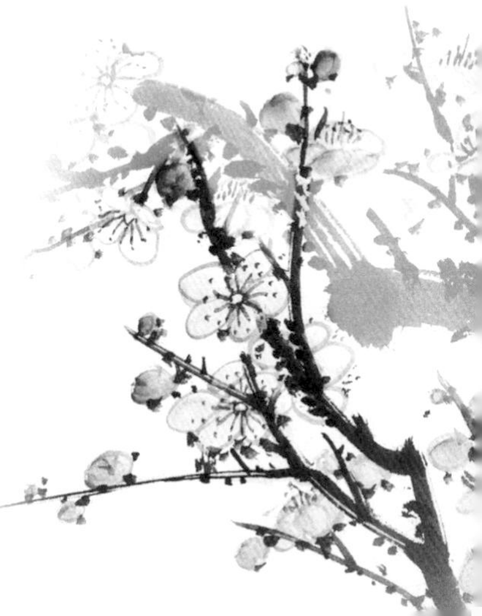

感謝他造橋鋪路之德，當日敲鑼打鼓震天響，竟連死神的鑼聲也沒聽見，平安度過。

世間一切，皆由有形和無形組成，無形的部分看不見、聽不到、摸不著，常被忽略。但其力量超越有形。即使醫師也必須承認，病人的心理狀態絕對會影響身體的康復程度。一股來自心靈的力量，發揮著不可思議的效果。若不往深處探究，往往令人納悶，為什麼同樣在鍛鍊，或許練習的時數一樣，甚至更多，但效果卻有快慢之別？

道理人人都懂，只是當下常忘。務必時時提醒自己——待人處事存敬。所謂「一分誠敬得一分利益，十分誠敬得十分利益」。有人規規矩矩、恭恭敬敬的練習，有人隨隨便便、可有可無的練習：心態差之毫釐，效果謬以千里！

古人學習靠直接體證，今人多賴間接聽聞，有人因感受而寫下文章，有人是經碰撞而來，方式各有巧妙不同，但在身心靈的課題上，「體證」是不可或缺之學習方式，練習時，隨時反思、整理觀念、澄清概念，既著重有形，更重視無形！

為己一時　為眾長久

有位學生練功後，感受素食有益身心，想鼓勵家人吃素，舉證各種科學環保的實例，但家人多年的飲食習慣，一時難以改變。

某日家中飼養多年的愛犬，因車禍不治，全家依照民間習俗，決定吃素一段時間為愛犬做功德。他見機不可失，說服家人：「一般人往生，家人起碼吃素四十九天，可是狗狗那麼小，力量也很小，吃素四十九天可能不夠，萬一牠走到半路到不了西天怎麼辦？」家人都很愛這隻狗，聽了也有點擔心：「那再增加初一、

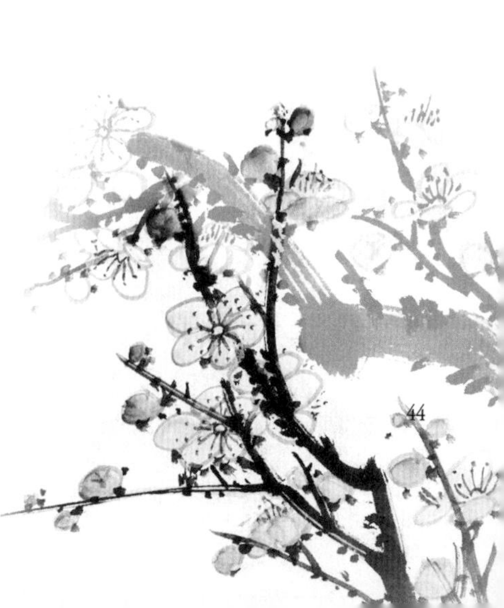

十五吃素好了！」他一不做二不休，趁勢加把勁：「初一、十五還要算日子，萬一忘了也很麻煩，乾脆每個月吃素十天，也好計算，而且吃素對身體健康也很好，一舉兩得！」全家想了想，竟然都同意了！一、兩個月下來，大家都體會到素食讓身體更健康，也不再堅持一定要吃肉了！

一般人固然知道健康為一切之本，但不見得願意或知道做什麼，往往等到失去健康，才拼命想用所有的一切來換取健康。但人皆有良善之本性，有時不願為自己做的事情，為了別人卻可以做得到。

一個生病的人想恢復健康，要做到「練功、素食、發大願」三件事。練功與素食是具體行為，容易了解，但許多人曾問我，不知何謂「發願」？發願就是發心——發起為眾人服務的公益心，是屬於靈性的鍛鍊。公益即公眾利益，也就是一切為眾人。

相對於個人利益，所表現出來的是只為一己的自私行為。當我們只想自己，易生起厭人、厭事的煩心，最終起厭世之念。所以有些自私的人得到精神病、分裂症而跑去自殺，就是因為往往想自己太多之故。一個人若起了厭世的念頭，要回過頭來多為別人著想，想想家人怎麼辦、孩子怎麼辦……等等，多想著為別人盡一份心，就容易想開，也不會去做糊塗事。

有的人又說：「我能力不大，發願幫助全世界的人，實在太難了吧！」其實，就算我們發願做一萬件好事，乍聽之下也許挺嚇人，但只管去做，做一件多一件，總有完成的一天。世上遭逢不幸之人何止千萬？我們若都抱持著救一個就得到一個恩典，救一個就得到一分快樂的心境，如此善善推陳，終會成就一個完美的世界！

素食妙法　排除罣礙

人的毛病皆是點滴累積而成，最後形成罣礙——罣在身體，礙在心裡。身體猶如水溝，每天清理可常保暢通，若一段時間沒清，自然產生阻塞，這時，得花比平常更大的功夫去清它，甚至必須利用工具才通得了。如果更久沒清，阻塞嚴重，連工具都通不了時，只好用化學藥劑去燒它！這一燒，固然燒掉陳年淤積，卻也在體內產生腐蝕現象，形成破壞和污染。這是逼不得已的辦法，也還真不是什麼好方法。

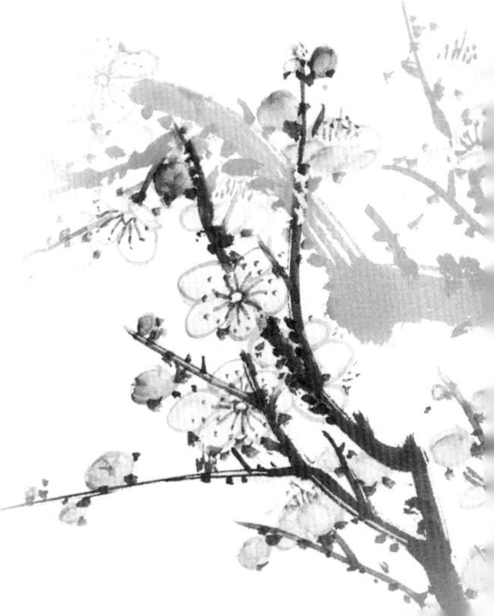

一般人身體出問題，依賴吃藥、打針、做化學治療，體內細胞遭到破壞，形成連鎖反應，以致於多處形成破壞。如果沒有掌握「原因」，只在「結果」上下功夫，無法徹底解決問題！

中國文字充滿智慧，譬如「癌」這個字，從「疒」部首，裡頭三個「口」，下面是「山」，張開大口吃東西，吃到堆積如山，就生病了！緩解病情的具體做法，首先要調整起居作息，並在飲食上掌握素食、少食、細食和熟食的原則。

常人生病時，總覺得要特別補充營養，但其實當病情嚴重時，不宜食葷腥，以免造成身體負擔，也不宜多食。但「少食」難免有營養不良的顧慮，這時就要靠「修養」和休息。有體力時就練功，固本培元；沒體力時就休息，調整呼吸；總之分秒不離「休」和「養」，吃多吃少，順其自然。

大部分的人都知道，吃東西要細嚼慢嚥，因為咀嚼可促進唾液分泌，幫助消化吸收，但很少人能真正落實。「細食」有兩個層面，一個是細嚼慢嚥，一個是吃細緻的食物。病人與常人不同，他們的脾胃處於停滯狀態，不適合吃太粗糙、或纖維太多的食物，否則容易造成腹脹、消化不良的情形。「細食」除了減輕脾胃負擔，也是一種修養的方式，透過細細咀嚼食物的動作，也能練到心裡不急不躁，舒緩生病帶來的心理壓力。

古人為病人、老人、孩子、孕婦等較虛弱的人調理營養食品，都是經過煮熟、煮透，甚至慢熬久燉，把食物的藥性提煉出來。「熟食」蘊含中國老祖宗傳承數千年的食養哲學。反觀現代流行的生機飲食，許多人一知半解，跟著吃生菜、喝蔬果汁，忽略個人體質差異，吃到最後陰陽失調，適得其反。以東方人的飲食習慣來看，不管是健康或生病的人，熟食都是最安全、最養生的飲食方式。

許多病都跟飲食習慣有關，素食可減輕身體循環系統的負擔及阻塞，不但養生，還養德。許多人都有共同經驗，素食一段時日後，身心感覺截然不同，不但身體輕鬆，也更有慈悲心，病痛少了一半，若再加上勤勞練功，恢復健康指日可待！

禍福一念　明心定性

有些重症患者來練功，樂於與大家分享生病的心路歷程，或探討生死課題，能完全敞開心胸，面對個人的問題及畏懼，這樣的人即使身有病痛，外表不但看不出來，甚至練功一段時間，病情就獲得控制，逐漸好轉。但有些人總想著自己的病，又想好起來，又擔心好不了，成日愁眉不展，也不願意與人談開，練功練不下、吃素素不起、發願不願意，如此之人，令人擔心。因一切關鍵在於心——練功足以定心，吃素足以淨心，發願足以明心！

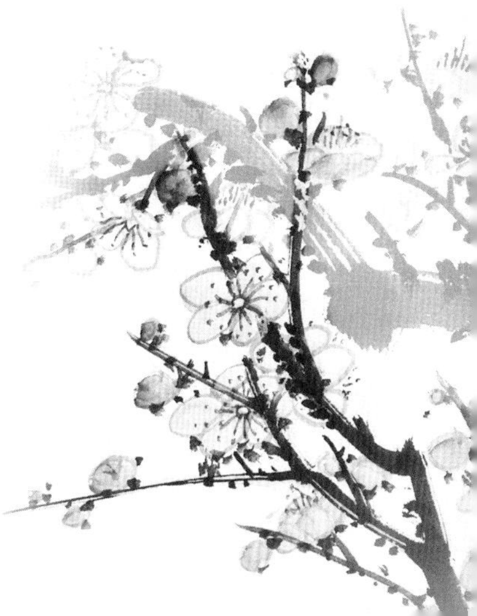

任何人事發展到「亡」的階段，皆有跡可循：一是因「亂」而亡，這點可從個人言行舉止及眼神看出來；一是因「止」而亡，人一旦冥頑不靈，停止學習，也會走向滅亡。但，「止」有兩種：一是「善止」，一是「惡止」。所謂「善止」乃中國人之哲理——「知止而後有定」，亦即任何事情不走極端，見好就收，急流勇退；所謂「惡止」即是因固執己見，停止與人互動而產生問題。

生死、禍福一體兩面。俗語云：「大難不死必有後福。」但為何有人大難不死，卻未見有後福？反而接二連三遭難，到最後仍是死路一條？關鍵在「心」的覺悟。一般而言，人經大難，有所覺悟，因此改變心態，調整作為，自然後福無盡！但也不是非得大難，就算是小難，某些人也能大徹大悟，甚至不一定要身歷其境，只要看到、想到就感同身受、心生警惕，那後面的福氣自然長長久久。但若遇小難不知反省，經大難還不覺悟，或只知盡情享福，卻不懂惜福，則後患無窮！不管處順境或逆境，始終以正面積極、平和穩定的心境面對和學習，必能超越身體限制，更能在一念之間體證扭轉乾坤的力量！

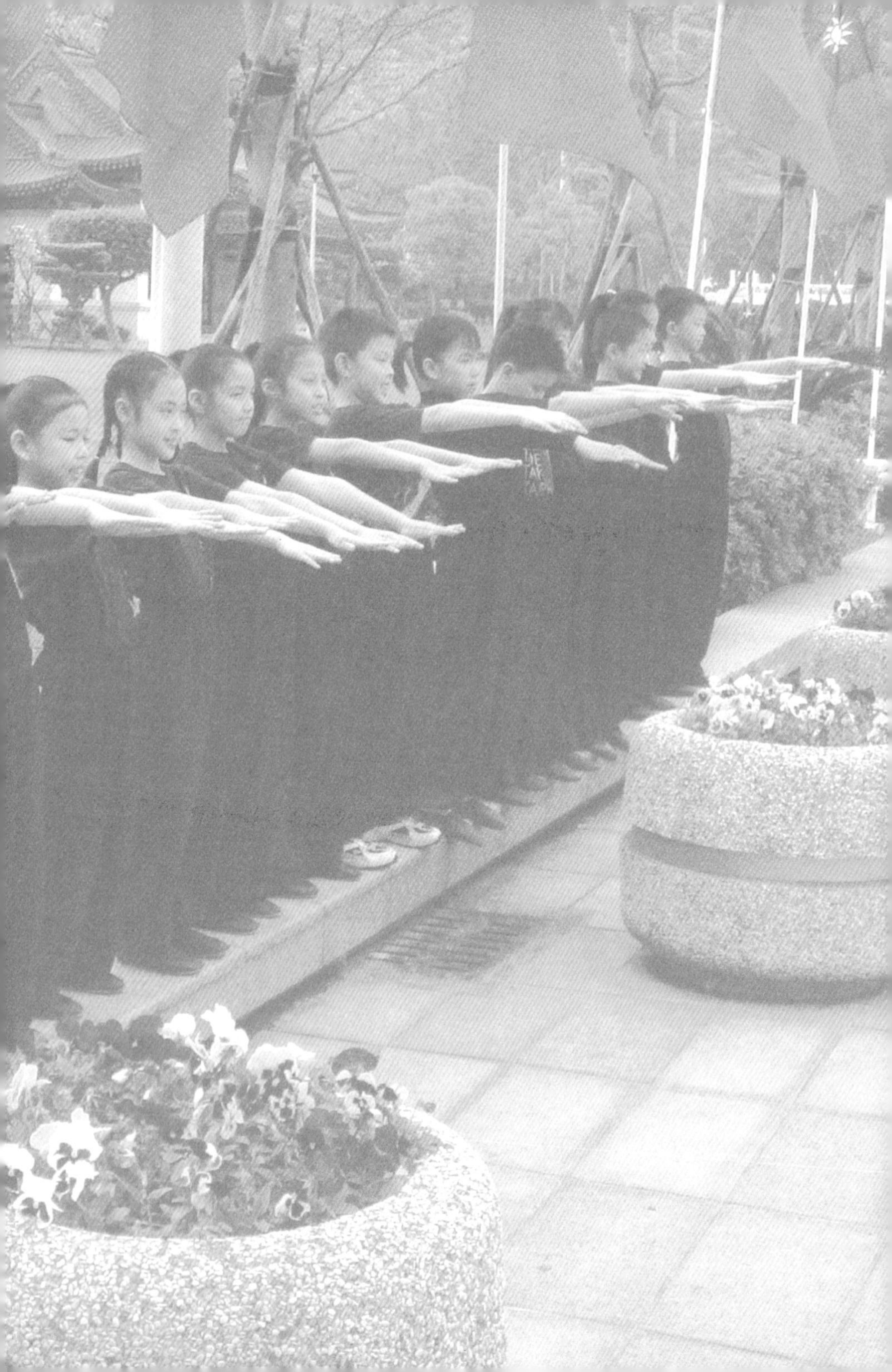

真修實煉

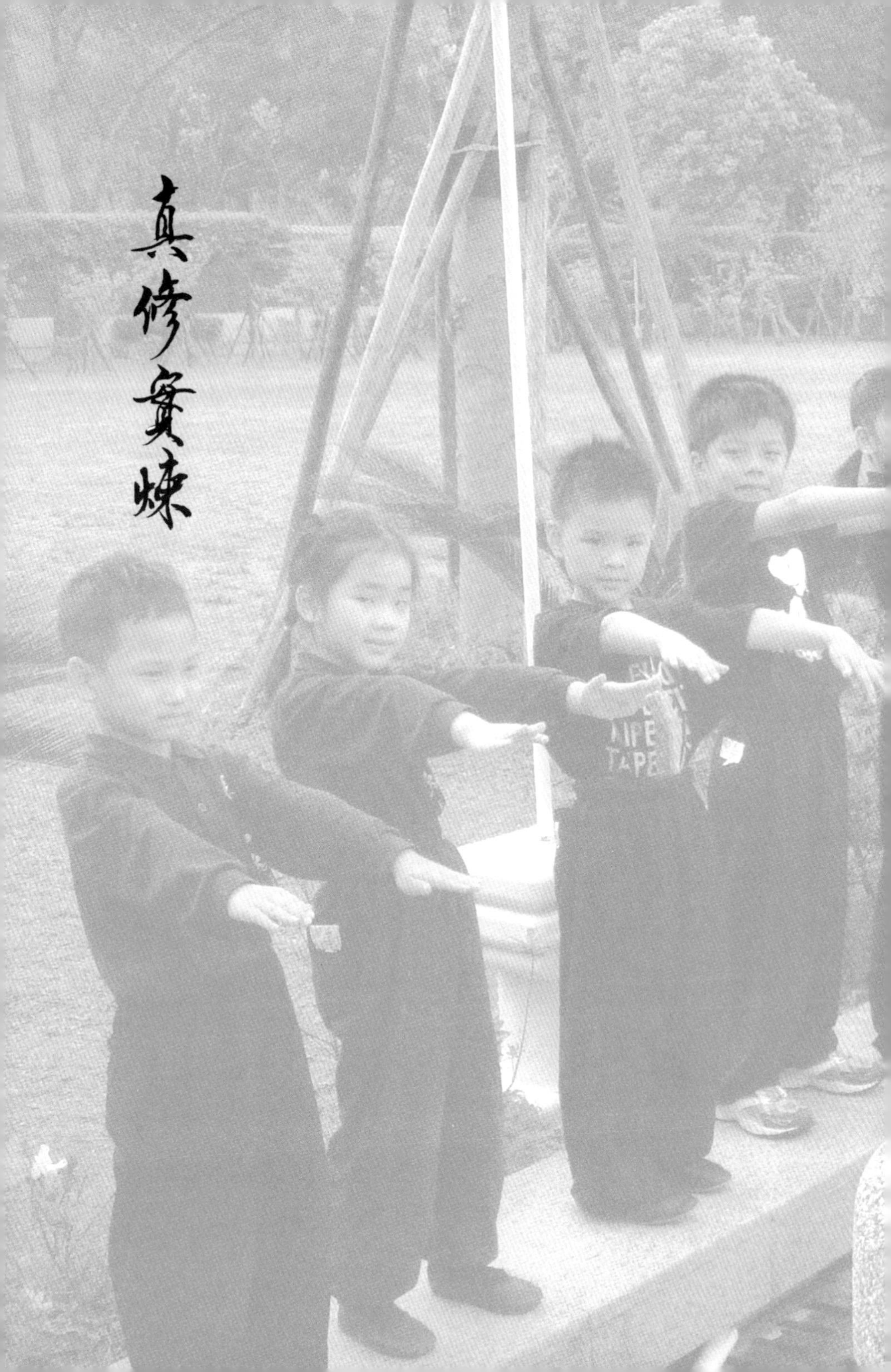

平甩功動作說明

1.雙腳與肩同寬，平行站立。
2.雙手舉至胸前，與地面平行，掌心朝下。（圖一）

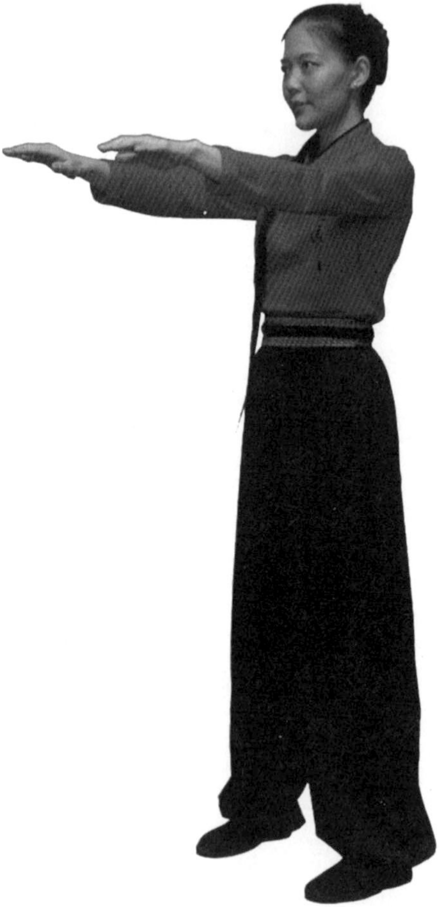

圖一

平甩功示範影片

3.兩手前後自然甩動，保持輕鬆，不要刻意用力。（圖二）

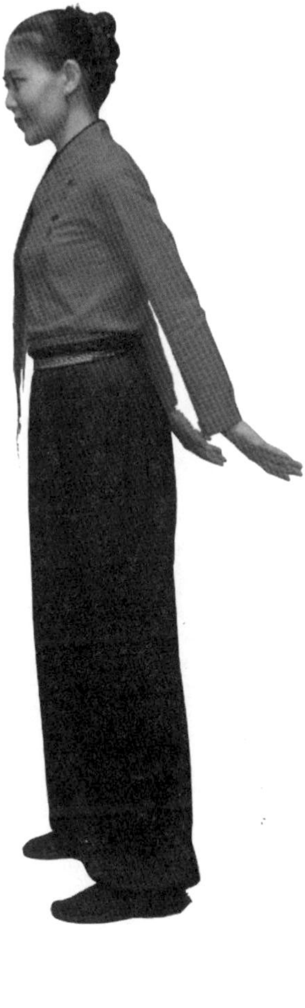

圖二

4.甩到第五下時，微微屈膝一蹲，輕鬆的彈兩下。（圖三）

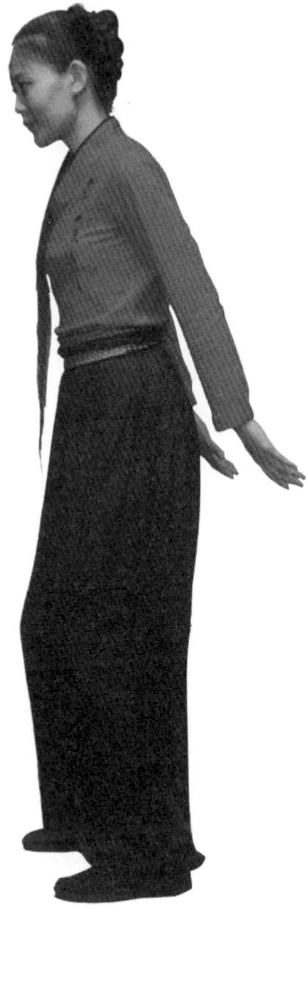

圖三

5.坐式平甩功原則如上，但省略屈膝的動作。請見圖四、五、六、七。

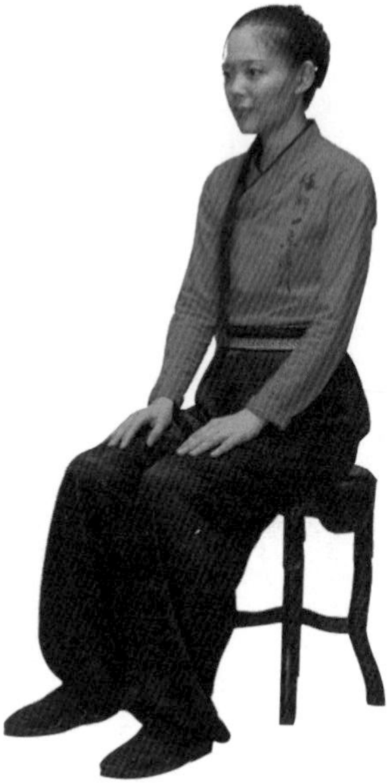
圖四

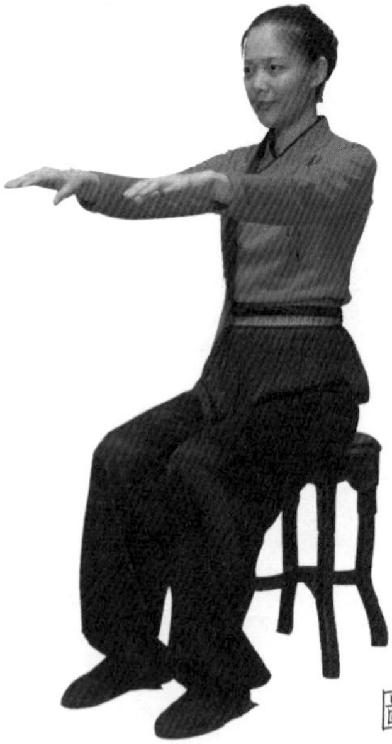
圖五

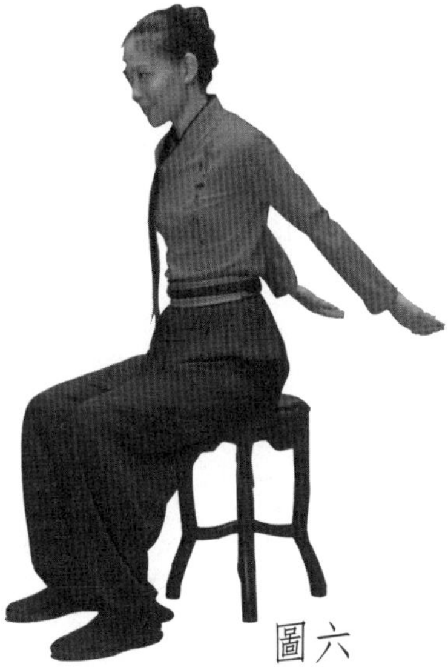

圖六

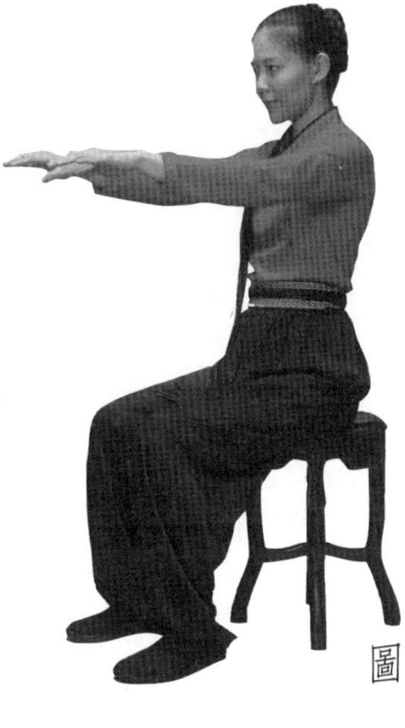

圖七

注意事項

1.培養「不取巧、不求快、不貪功」的心境。
2.腳踏實地，呼吸自然。
3.保持身形中正，左右平衡。
4.雙手始終擺平，微微舒指，高度不過肩。
5.速度和緩，保持規律。
6.蹲時膝蓋保持彈性，視個人放鬆狀況，可高蹲亦可低蹲。
7.每回至少甩十分鐘（約五百下），一日甩三回。若能一次持續甩到三十分鐘以上，效果更好。
8.練完之後，慢慢喝杯溫開水，有助氣血循環、氣機穩定。

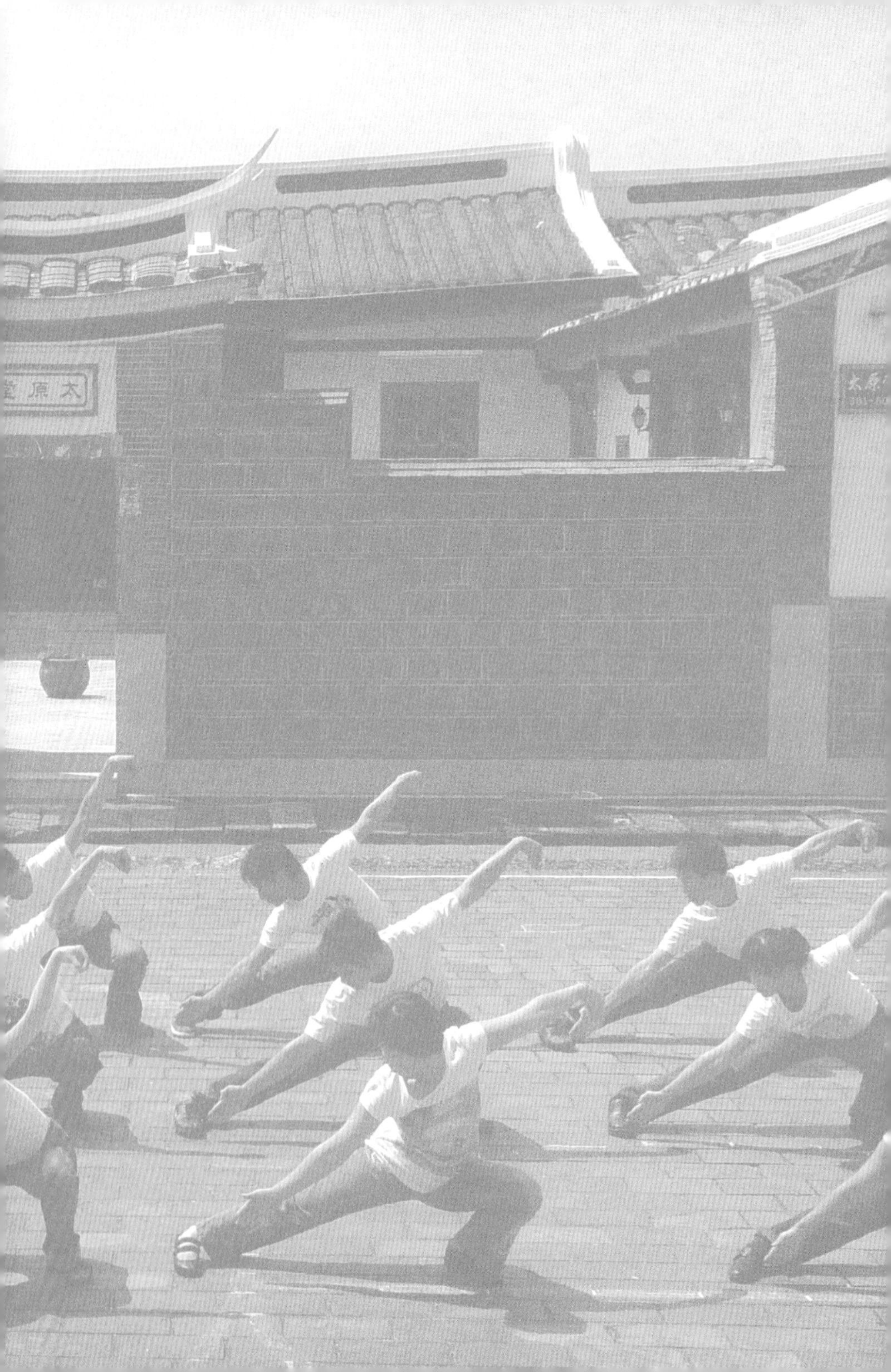
太原

生命故事

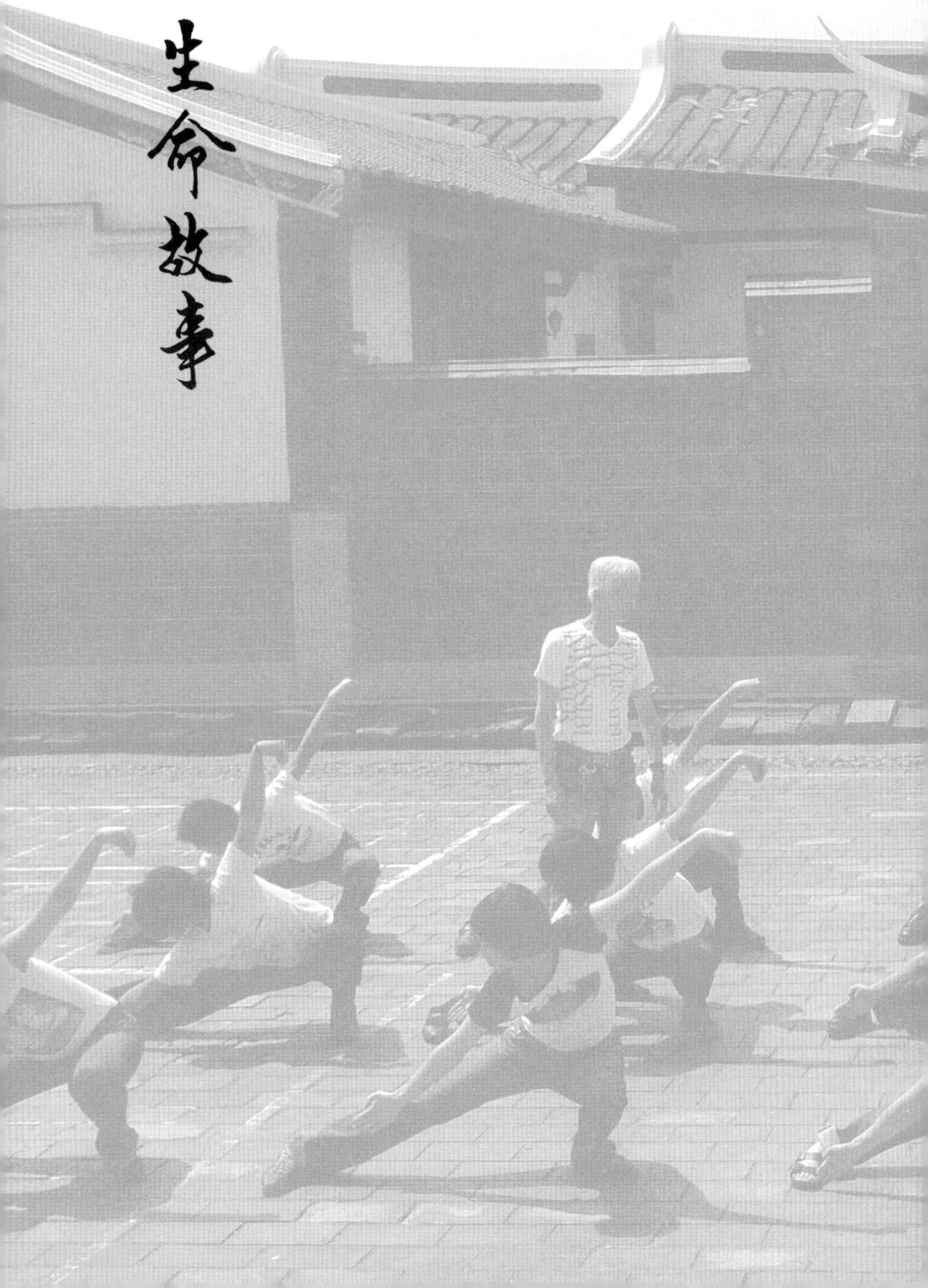

找尋生命的另一個途徑

啟動身體自我修復的機制

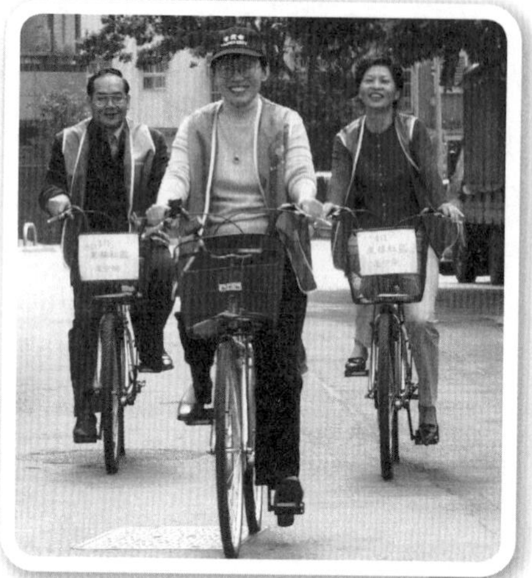

顧燕翎

職業：台北市政府市政顧問

健康元年：民國九十五年起練功

練功前：

做事節奏快，要求標準高；九十五年健康檢查發現胸部有陰影，疑似惡性腫瘤。

練功後：

胸部陰影不見了，肺部結節消失，心靈變柔軟，生命開啟了另一個窗口。

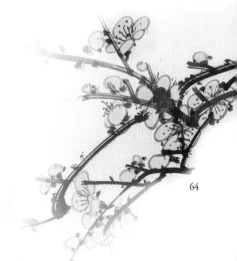

認識梅門是我生命中一個很大的轉變。

我練平甩功，之前也練過其他的功法，但最後總是回到平甩，平甩似乎是結合各種不同功法的精華，動作很簡單，會讓人永遠記住，而且隨時隨地可以練，不受什麼限制，在忙碌複雜的現代生活中，方便最重要。

二〇〇四年，我搭機到立陶宛首都維爾尼斯，代表馬英九市長去開歐洲市政會議，旅途很長，在阿姆斯特丹轉機。依預定行程要等六小時，結果班機誤點，旅客得不到任何資訊，只能一直等，最後總共停留了十二個小時，從早上六點等到天黑，旅客來了一批，又走了。很累、很辛苦，那次我就在機場練平甩功，練完，精神和心情都比較好，感受到平甩功是很好用的功法。以後在等飛機、等火車、等客運時，我就常練平甩。

強烈的使命感

我從事婦女工作數十年，有強烈的使命感，也覺得有迫切性，經常寫評論或有關這方面研究性的文章；在社會局服務和練功之後，心靈變得比較柔軟，對很多事情不像以前那麼容易感到失望，願意放寬心胸去體會，包括人與人之間比較細緻的感覺，人跟動物、人跟自然、人跟天地的情感，體會到更柔細的部分。感謝有這樣的轉變、有這樣的機緣，好像生命開啓了另外一個窗口。

我對人和事都感到興趣，喜歡新鮮事務，做事節奏快，要求標準高，但是師父一直提醒我們要放鬆，每次練功才會發現自己的身體太緊繃。可能不只是我，或許現代人都有同樣的問題，想做的太多，容易疲累，導致肩頸痠痛，反而阻礙工作成效。所以要學習放鬆、享受過程，不必太重視結果，很多事情換個角度看，會有更多的可能性。「放鬆」也是自我修煉的一個重要課題。

學習古老的智慧

練功幫助身體運作，也包含心理和飲食層面。吃素讓我的身體減輕負擔，心情放鬆；另外在南庄客居時，曾有些心靈的體驗，譬如在完全黑暗當中，感受身心與環境完全融合。這些天人合一的感覺其實可以好好開發，也是我們文化中的寶貝，可惜現代受西方的影響太大，很多古老的東西沒有好好的傳承和體驗。

不管是身體的運行或思想方面，我們常遇到瓶頸，這時，暫時放下，去做別的事情，不要把注意力集中在那一點，讓自己放鬆、自在一點，反而會產生許多靈感。很多事情毋須強求，太執著、太計較會適得其反，心裡醞釀著，自然就會達成。我愈來愈感受到，「不執著」反而心想事成，像有一天我想見一個人，然後他就來了，讓我嚇了一跳。

李鳳山師父啓發我不要太受世俗的影響，順著自己的本性做，在世俗觀念裏，認為反其道而行的事，在「道」上，卻能得到正果。梅門一直在做重大的、人性的修正，譬如師父說：「順成人，逆成仙，只在中間顛倒顛。」過去幾十年我從事婦女運動和婦女研究，也一直想顛覆既有不合理的事，師父也在扭轉現狀，但師父是順勢而為，讓我非常佩服！

癌症在現代是非常「恐怖」的疾病，以科學的觀點而言，如果有任何可疑，一定會立刻尋求醫學治療。依我過去的思考模式，一定也會這麼做。但在接觸了另類的生命和生活方式後，並藉由練功提升身體能力，我有信心，在西方醫學之外，更能找尋到健康的方法。

生命找到自己的路

二〇〇六年做例行健康檢查時，胸部照見一個可疑的陰影，醫生初步判定是惡性腫瘤，我決定不要立刻做侵入性的檢查跟治療，試著去找尋生命的另一個途徑，朋友和家人都反對。他們覺得這簡直是瘋狂，也有朋友認為我在逃避，勸我立即進醫院治療。不過我自己卻清楚，我不是逃避，而是積極的尋求自我療癒！

我爭取延緩穿刺檢查，積極鍛鍊、強化免疫系統、練習放鬆，在抽離忙碌的環境一段時日後，再依著親情的敦促回到醫療系統。做斷層掃描時醫生竟已無法確定位置，換一台機器再測試，情況同樣令人喜出望外，於是暫時免做穿刺！

原本還要做支氣管鏡檢查或正子掃描，但因正確率並非百分之百，也都有錯誤的風險，而我已得到所能祈求最好的結果，於是請求醫生再給我一段時間，醫生竟同意了。

一個月後再度回診，照了X光，醫生端詳半天，最後說陰影不見了；再隔幾個月做複診，又是X光、又是斷層掃描，對照之前的片子，肺部已明顯乾淨許多，「結節」也消失得無影無蹤！

一次比一次更真切的喜悅，我篤定自己的信念：微妙的人體，確實擁有自我修復的能力！人生的道路也或許早有安排，何必汲汲營營。放鬆心情，觀賞沿路風光吧，峰迴路轉處，總暗藏驚喜。

在社會局服務期間，看多了人間的生老病死，覺得不論個人或是政府在財務分配上，都可以更妥當。很多人一輩子省吃儉用，結果將畢生積蓄放在最後幾年痛苦的治療裡，給自己、家人帶來莫大的痛苦；而政府在治已病的部分耗費鉅額財源，仍然不足。

從個人的角度來看，痛苦可以避免，但須及早修身，學習養生，照顧好自己的身體，換個角度面對人生，可以獲得更大的健康與快樂！站在全球的觀點，如今地球過度開發，生存日益困難，老殘乏人照顧，各國政府都束手無策。現代科技掛帥、人定勝天的價值觀，讓少數人得到前所未有的物質享受，卻也將人類和地球上的生物帶進了死胡同。如何從既有的傳承中尋找智慧，不只修復身體，也修復人類的心靈和受創的地球，是大家要共同面對的課題。

李嵐山修養心法

覺其無常解危機、覺其無我解苦惱、覺其妄心解惡運、覺其無形解生死。醒之！

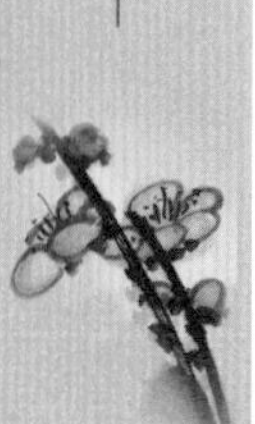

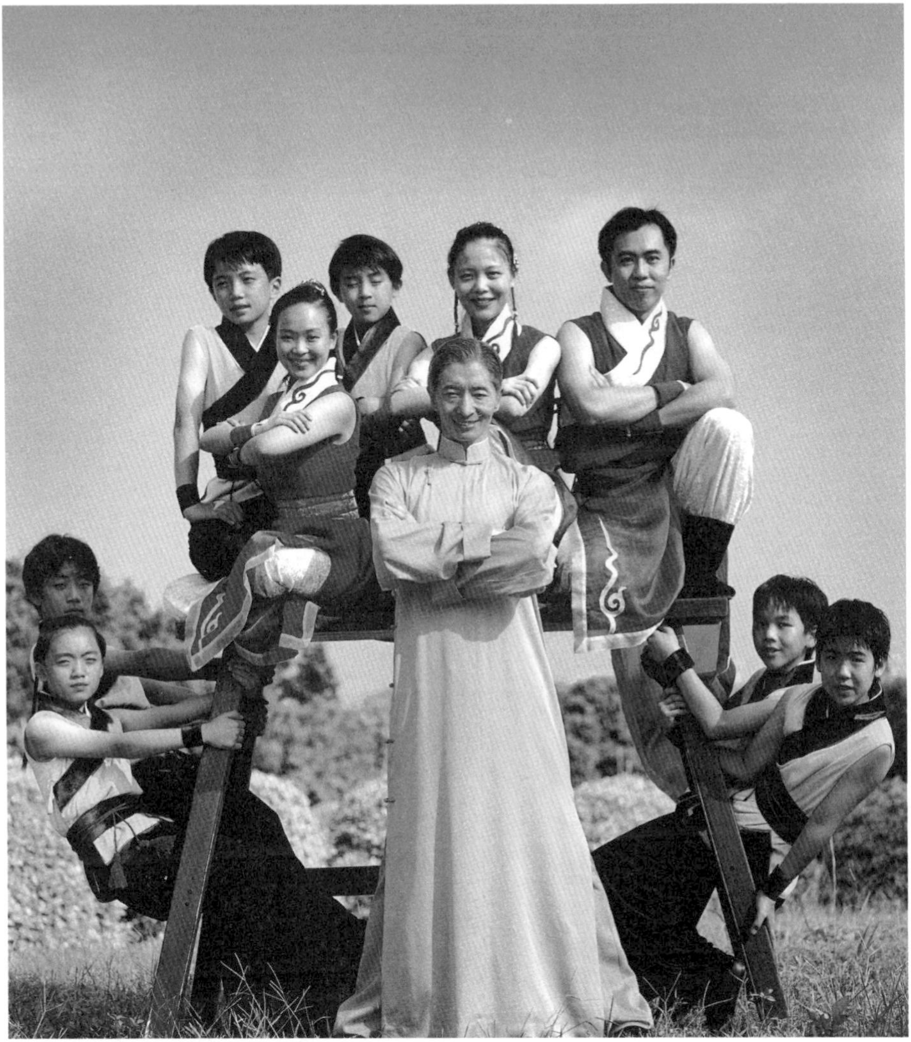

好睡　好醒　好輕鬆　好舒服

我的練功初體驗

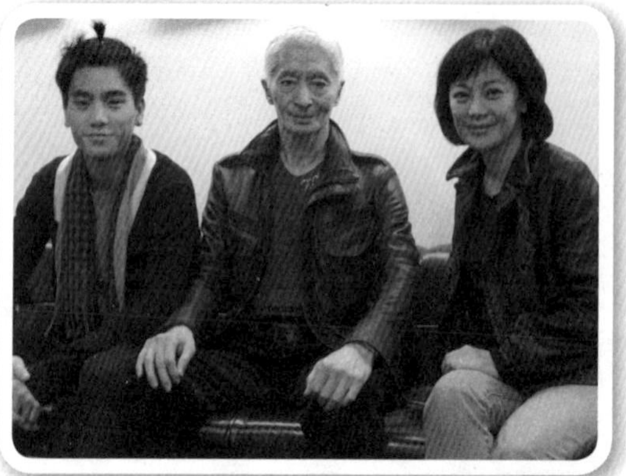

張艾嘉

職業：電影人、世界展望基金會代言人

健康元年：九十九年起練功

練功前：

年輕時幹勁十足，耗盡心力，現在身體發出很多警訊。

練功後：

睡眠改善，焦慮減少，學習用「不急」來面對以後的人生。

會走進梅門麗水街的道場，就是跟師父有緣，跟梅門有緣！這個緣分來自梅門錢師姐的熱心推薦——當時她急急忙忙地送我到機場，就在飛機場的大門口教我平甩功，讓我帶回香港。

我真的有甩喔！一段時間後，對李師父心生好奇，我練師父的功，也想認識師父，另外也怕自己做的方式不對；所以，朋友就送我好幾本師父的書，我很意外，師父竟在書裡講做人的道理以及對身體的認識；對我而言，這些資訊來得正是時候！

年輕時什麼都不懂，衝勁十足，魯莽又不懂得節奏，耗盡心力，像一根蠟燭兩頭燒，燒盡了也不知道充電；到了現在的年紀，身體發出很多警訊，自己也感覺消耗到所剩無幾。於是，有了恐懼。

但我又不想這麼早就屈服，尤其我對生命還充滿熱情，也希望多跟家人相處，自然而然嚮往養生的知識。而且我也常回台灣——這裡到底是我出生的地方，所以，我沒有理由不來道場，不來找師父。

不久前，哥哥從美國回來，我向他提起平甩功，他很好奇，就先到梅門參觀；於是，我也就跟著來了。

練功，讓我重回穩定的規律中，並獲得免於恐懼的自由

我從練功獲得最大的益處是：調整呼吸。當呼吸順暢時，人就能從容地進入規律狀態，自我調適的能力也加強。人生，是有節奏的；以前因為工作忙，身體緊繃如拉緊的弦，生活節奏也如一團亂麻。練功後，透過平甩、吐納、呼吸，讓我回到穩定的規律中，恢復正常的節奏。

練功以後，身體有了幾個很明顯的改善：

（一）好睡——睡眠改善

睡眠迅速得到改善。不管再怎麼忙或煩，現在躺下去就很快、很平靜地入睡。只上了兩三次課程時，睡眠就得到改善。我固定每天早上練一個鐘頭，再靜坐二十分鐘，往往不小心就睡著了，教練說表示我很放鬆！

（二）好醒——容易甦醒

長久以來，早上醒來是我最不舒服的時候——身體循環變差，手腳會痠痛、心律不整，十分難受。練功後這些狀況都在改善當中，雖然仍有盜汗的情形，尚未達到最佳狀態，但狀況已好轉許多！尤其坐起來時，調整呼吸、靜坐，就覺得舒服許多。

（三）好輕鬆——來去順暢

第三個練功的好處是身體順暢、如廁正常，去化比較自然。

（四）好舒服——焦慮減少

此外，焦慮也減少了；我的體質比較敏感，對某些東西的反應特別強烈；這也是我來道場練功的原因，道場可以提供實際的幫助，因為正確的觀念非常重要。

自古以來，有關中國人對天、地、人以及大自然的關係，還有人跟自己的關係——我們怎麼跟自己的身體相處？怎樣才是最自然的自己？總是令我相當的好奇。練功之後，這部分內斂內省的經驗更加豐富而實在，經常帶給我很大的喜悅。同時間配合一位好的中醫調理，身體開始會跟我溝通。

至於呼吸，則是到了梅門，我才知道原來呼吸並不一定要如何如何，而是「自然就好」！人性就是如此，當規定要怎麼樣的時候，就會擔心弄錯；若採取自然呼吸時，就不會害怕了。

練功後也體會到放鬆的重要。譬如，甩的時候，骨頭、關節怎麼放鬆？呼吸，怎麼放鬆？現在，我恍然大悟，原來放鬆就是：「你不要硬著跟它來，只要順著來，就對了！」我心裡明白，從二十多歲出道至今，自己全身上下的肌肉都很緊張，長期保持著警戒狀態，尤其是我的工作，常常要全神貫注，可是緊張反而限制了自己的能量。

進入演藝圈這麼久，一直到最近，我才慢慢了解到——越放鬆，越有更多想像不到的東西，可以得到成長與發展。比方說，同樣在演戲，讓自己徹底的放鬆，就會發現有很多東西是完全不同的！

當「會」演戲以後，還要學習把那個「會」放下來

從事戲劇工作將近四十載，最近我才接收到「放空」的感覺，比方說戲「演」得好，那真的已經不再是「演」戲了，應該說是「入」戲更加貼切，那是一種很微妙的感覺。

我常常告訴新手演員，當你很「會」演戲時，要學習放下那個「會」；不過，「放下」對很多演員而言，是一種恐懼；我很清楚地知道我「會」演戲！——可是，那個「會」是人在潛意識中看到的東西——我「在」演戲，其實那是有限的！

很想跟時下的年輕人分享由戲「悟」道的經驗，但他們未必能全盤了解。這東西要自己慢慢地「悟」，「悟」到某個時候，就

不再是「演」戲了；「悟」到一入戲，你就是戲裡的那個人！根本就忘記了自己要幹什麼，到那個時候，演員自然會跟角色合而為一！

慢慢體會到「放鬆」的重要以後，我也帶一些年輕的演員進入這個領域。在我的創作中，我試圖尋找新的表達方式，譬如，我試著去覺察，是什麼讓我最不需要用勁兒？

我以前會命令自己：要用勁兒！要用勁兒！——這表示還有不足之處，還沒到達某種火候，才會覺得需要「使勁兒」！現在，我經常思考：我怎樣能不用勁兒，就能做出最順的表達——我相信最順的，也就是最好的。

曾經編一齣舞台劇，只花了五天就完成幾萬字，大家都很驚訝，覺得不可思議！而我覺得冥冥之中有個力量，在「沒有用勁兒」的狀況下，它就是那麼順，所完成的東西自然就好。

學習用「不急」的方式來面對人生

從中，我體會到一個祕訣，就是：不能急，該有的時候自然就有。所以，我也在學習用「不急」的方式，來面對自己的下半生！

有一陣子，我非常擔心家人的健康，非常的焦慮。正當我不知如何是好時，我把他帶來梅門練功。練功不久，看到他的臉發黑、手也變黑時，我反而放心了——因為練功有了反應，他終於看到自己發生什麼事了。

之後，不用別人講，他就明白了，也就長大了。因為身體畢竟是自己的，你傷害了它，它真的會抗議的！

對師父的感覺：很現代

第一眼看到師父的感覺，就是——他非常的「現代」！

我兒子說，本來以為師父會穿長袍走出來，沒想到他穿夾克！讓我感覺到他的心不會老，也感覺到他很願意跟世界結合，不僅關心過去事，更關心現在事，他讓我們重溫古老的智慧，並跟現代的需求做結合，真的很了不起！

我們常講文化文化，其實文化就是我們的生活和需求。當我看到師父並不排斥現代年輕人在做的事情，反而是關心他們的需求在哪裡？用各種方法，讓他們「不排斥」前人的經驗，進而吸收從經驗裡獲得的省思，非常非常的可貴！師父說：「讓年輕的懂事，讓懂事的年輕」，我很感動！

做公益是非常辛苦的事情，因為需求很多，例如八八水災時，一堆人一堆錢擠進去，這時更要冷靜地、全面性的思考，某些被遺忘，但本來就應做、或沒人在做的，我更想在這個部分盡力！

李嵐山修養心法

行之殊勝、向之福勝、
度之情勝、往之無勝。
習之！

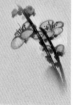

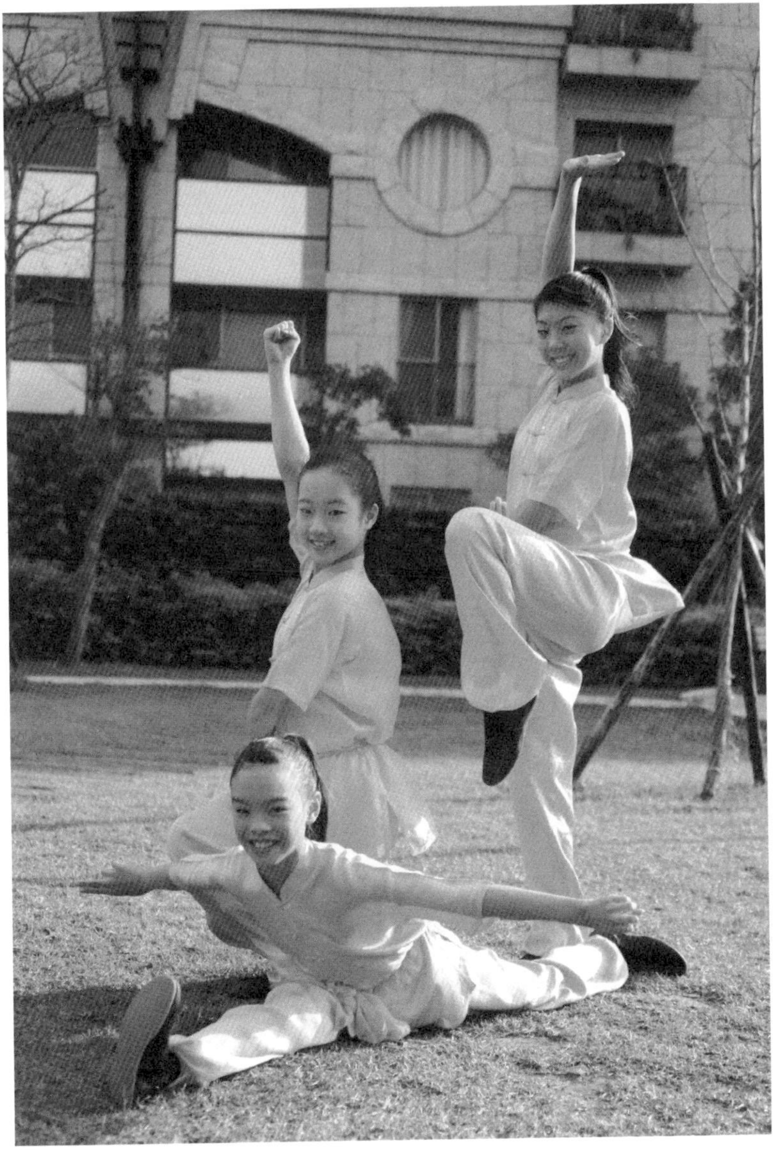

守得雲開見月明

大腸癌患者平甩克服困境

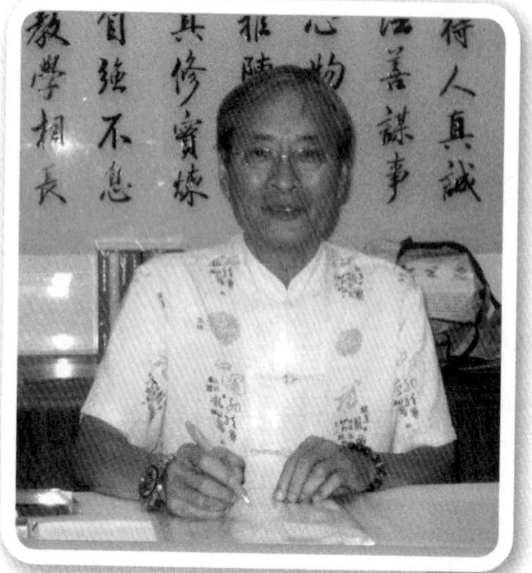

王國樑

職業：文教業退休

健康元年：九十九年起練功

練功前：

個性急躁，長期便秘，九十七年罹患大腸癌。

練功後：

臉色紅潤，脾氣變好，手術及化療的副作用改善，每天快樂的當義工為人服務。

沒生病前，我是不信什麼偏方、氣功的，完全不信。

小霸王

民國三十五年，我在上海出生，爸爸在遠洋商務船工作，一、兩年才回家一趟，在家的時間少之又少，媽媽一個人照顧家庭，因為我是長子，也是獨子，媽媽很寵我！

三十八年大陸赤化，我成了革命紅小兵，九歲那年，和媽媽從人民公社偷渡來臺。逃難時，身上的棉襖密密縫著金鎖片和袁大頭，奶奶千叮萬囑，什麼都可以丟，就是這件棉襖不能丟！

我們搭火車到廣州，再坐機帆船到澳門，這一段船程，媽和大人一艘船，我和其他六個孩子坐另一艘，上了船，大家躲在稻草堆下面。

開船前共軍上船檢查，儘管收了賄，他們還是拿著刺刀往草堆刺，做做樣子，船開到海上，船老大一檢查，發現兩個孩子被刺死了！戰亂期間，人命幾何？遺體也不能留著，就直接海葬了。

幾個孩子似懂非懂，好奇多於害怕，只知道有夥伴出事了。船到澳門，與媽媽會合，再一起坐大漁船到香港，停留六個月，找到了爸爸，再安排我們到臺灣。

因為這段逃難記，媽媽總覺得我是撿回來的，她寵我，也養成我任性的脾氣，誰的話都不聽。我們遷居臺灣後，妹妹才出生，小我九歲，我對她也不怎麼講理，每每我吃完一碗飯，手拿空碗一伸，媽媽或妹妹就會幫我添飯；有一次，我要吃第二碗，就把空碗伸到妹妹面前，她看電視正入神，沒看見，我一氣就把碗扣到她頭上！我在家裡當小霸王到這種程度，都沒有人罵我。

我知道自己脾氣不好，但從未想過要改，及長更在專業上得到公司和客户的肯定，不知不覺從任性、自信，最後變得自以為是，卻渾然不覺。

我凡事不忍耐，曾有一次開車在台北建國北路上，後面有一輛車「叭」的一聲，想超我的車，當時是沒辦法超車的，我很不爽被按喇叭，於是一路緊跟著他到新莊，他停車我也停車，氣沖沖的下車理論，結果人家根本就忘了這檔事兒，反而把同車的人嚇得半死！

另一半

學校畢業後，我跟爸一樣跑商務船，船期短則三到四個月，長則半年，我喜歡遨遊四海的生活，事業也一帆風順。後來認識了妻，她在臺北工程單位上班，下了班就幫忙照顧家裡，不會跳舞，也不會交際，生活簡單。

那時，我交往的女朋友有好幾個，會唱會跳也會玩，但我很清楚娶妻子跟交女朋友不一樣，我一年半載才回家一趟，妻子要老實，才不會騙人，所以我決定要娶最單純的妻！

求婚時，妻的爸媽不答應，認為我的生活太漂泊，不能給她幸福，幸好妻雖靦腆卻堅定，也得到她兩個弟弟的支持，岳母氣呼呼地開出五個條件，我當場承諾，其中一個就是辭掉船務工作，回臺北找一份安定的職業，我們的婚事才勉強獲得同意。

我趕印了十種樣式的喜帖請岳父母挑選，岳母一想到養了二十一年的女兒，平白無故給了我，她氣得拿起喜帖就往地上扔，紅艷艷的帖子散落一地，場面尷尬得很。這時，無論如何要忍耐，我趕緊拾起帖子，說：「媽，您挑喜帖的方式和別人不一樣，這張比較遠，力量大一點……」好事雖然多磨，但終究如願把妻娶回家。

婚後六年，因為與妻聚少離多，也為了履行諾言，我辭職了！不久，順利考上臺北環亞飯店機電主管的工作，當時新開張的環亞排場豪華，經常舉辦選美、金馬獎等大型宴會，工作晝夜顛倒，外快自然不少；主辦單位、節目製作人都來拉關係，我三餐都不在員工餐廳吃，而是在不同的宴會廳，天天應酬，一天抽兩包七星菸，生活奢靡！

我的個性好動不好靜，除了環亞的正職，也到遠東航空兼職修飛機，一次四個小時，時間短但責任很重，做了兩年覺得體力透支，就不做了。

在環亞待了九年之後，覺得這樣的生活看似精采，卻過度消耗心神，於是跳槽到朋友的文教公司擔任倉庫主管，我想文教業生活比較正常吧！不過，個性決定一切，我既愛交朋友，應酬就少不了，只是從國際宴會廳改到土雞城。

大腸癌

六十二歲退休前，我開始感覺身體不對勁，大便帶血，我以為火氣大、長內痔，去藥房買消痔丸吃，隔天也就好了，並不以為意。我長期便秘，自三十幾歲開始，就是三到五天排一次便，幾十年下來自認為是正常現象。

自從發現大便帶血之後，反而每天都排便，只是細細長長的，像鉛筆一樣，用衛生紙一擦帶有血跡，雖覺得異樣，但既不痛又不癢，完全沒想到應該要去醫院檢查。

妻去電北京向女兒告狀，「妳爸自己當醫師了，亂吃成藥！」女兒趕著回來，押我上醫院，一連串的檢查後，醫師委婉地說，「可能是不好的東西」，我聽不懂，瞪著他問：「什麼叫不好的東西？」

很快做完大腸鏡，緊接著就手術，出院後開始化療。我朋友多，每天都有人上門探病，介紹的獨門秘方多到可以編手冊，記得有一味是吃蟾蜍皮！

我一個也沒試，但身體不適，行動受限制，心情降到谷底。手術後我的腸子比別人短，上廁所的次數比較多，曾經一天上了十九次，而且是說來就來，沒有準備的！我也就不敢出遠門，非不得已出門，要穿上成人紙尿褲。

有一次在東南亞戲院，突然「ㄅㄨ」地一聲拉了一褲子，我窘在那裡，也不敢叫計程車，怕弄髒別人的車，後來自己摸摸鼻子，一路慢慢走回家！

我從好動到整日悶在家裡，妻看在眼裡，她沒有要我試什麼偏方，而是建議我去學一點什麼，我沒好氣地回答道：「有什麼好學的？都年紀一大把了！」

「聽說氣功不錯耶！對身體也好！」她說。

我不吭聲，她又繼續講了一些什麼，我直覺到她偷偷跑去打聽了。但我就是不信，還嫌她囉嗦，不耐煩地說：「我刀也開了，化療也在做，就把身體交給醫師，不就得了！」

臺灣的醫院一間比一間大，器材設備動輒上億元，醫師和護士都是專業養成，分析起我們身體的數據，沒幾個人聽得懂，誰生病不是往醫院跑？我選擇了這個醫師，我就信任到底，也合作到底，這也是我的脾氣！

被騙了

話說妻建議我練氣功，被我一口回絕之後，並沒有就此罷手，她去找小妹聯手。

一天，妹妹說要請我吃早餐。有人請客，那敢情好！她說善導寺對面有一家早餐店不錯，吃東西要排隊呢！我說不能吃太久，她滿口答應。我們一大早到那裡，果然人很多，東西也挺好吃，吃完才六點多，時間還早。她們又提議去華山藝文中心逛逛，很近嘛！我於是一路被拐到「天天平甩」那裡！

原來「天天平甩」是梅門的眾多公益活動之一，從九十八年開始，每個週日早上七點到八點，在華山免費教大家平甩，已持續兩年多了，很多人在這裡學習平甩功，包括我。

當然，那時我不知道什麼是「天天平甩」，也不知道李鳳山師父，只見到不少人在甩手，其中有幾位穿紅色衣服的像是教練，在教動作和口訣。妻說：「我們也去甩。」我察覺到她們的詭計，且不先拆穿，說：「不甩，只是手晃來晃去，會有什麼效果？」小妹跟著附和說：「來都來了，就甩一甩嘛！看看身體有什麼感覺嘛！」

當下很難拂逆這兩個女人的殷勤，而且有一位教練已熱心地迎上來，我於是採敷衍戰術，隨便甩了二十分鐘。雖然，現場有介紹李師父和梅門，可我一句也聽不下，甩完就回家，之後當然也沒有再甩！

事情就是這麼微妙，我住在台北，離李師父那麼近，卻不想結這個緣，倒是在溫哥華的表姐不遠千里託妻買《李鳳山平甩功》，而且一口氣要五本，妻買了六本，寄五本到加拿大，留一本放在我的書桌上！

知我者莫若妻也！我想，反正書也買了，我也閒著，就隨便翻翻；看了之後，又想，反正也看了，何妨也甩一甩！

於是，我一步步中計了，開始每天平甩二十分鐘，起初沒有固定時間，高興就甩一甩，沒想到二十七天後，感覺到手臂上有很多蟲子爬來爬去，也會長水泡，擠出來是濃濃的水液！

不久，又發現上廁所的次數一直減少，從一天十幾次降到四次，大有改善，我告訴自己說：「有用！」興起去梅門上課的念頭。老實的妻一步一步把我騙進了梅門！

轉捩點

九十八年十二月底，我們到梅門廣州街道場一看，以為到了貨運行，因為上上下下全在忙著打包、搬東西！一位高高帥帥的師兄藹然微笑，說要搬遷到麗水街。我和妻於是打道回府，等麗水總館開班。

九十九年一月九日，做了十七次化療的我，終於與李鳳山師父結緣。

那天，妻陪著我從車水馬龍的和平東路，轉進麗水街三十八號——梅門德藝天地，迎面一棵四層樓高的玉蘭樹，佇立巷口，地面鋪著透水磚，空氣中浮著花香，我們很自然地放慢了腳步——這裡需要細細品嚐。

換了拖鞋走近櫃檯，接待的是一位笑容可人的師姐，從頭到尾她都面帶微笑，細心又耐煩，別的師兄師姐——他們都這麼互稱，也都行動慢條斯理、說話輕聲細語，外加一見人就笑。我來自社會的大染缸，不由得起了疑心。

「裝得像真的一樣。」走出麗水街，我忍不住嘀咕起來：「想要我們報名，才這樣的吧？」

「人家對我們好，你也有意見，真難侍候。」妻笑著白我一眼，我報了名，她顯得輕鬆多了。

開始上課後，才知道梅門人就是這樣，彼此相互關心，對初次造訪者尤其熱忱。有一次，聽到師父幽默地說：「裝也沒關係，裝久了就成真的。」哈！假裝久了就成習慣，習慣又成自然，就不假了，有道理耶！

我一面練功，一面化療，直到被醫師拒絕為止，前後總共做了三十三次。

為了打化療針，醫生幫我裝上人工血管，我的耐受力和體格都不算差，但每回一別上蝴蝶針準備打藥劑，就渾身不對勁，吃什麼吐什麼，連喝水也吐。

化療一次要打三天，我儘可能安排週一至週三打，以免錯過梅門的課，我很喜歡上課，回家也認真練習，每次練功後身體就舒服許多！

很難忘記這一天——九十九年十一月二日，我一如往常走進診間，我的醫師竟對我說：「王先生，我們一起奮鬥了那麼久，用過六種化療藥，我已經沒有藥給你用了！」

沒想到像我這麼合作的病人，會被醫師拒絕！他倒比我先放棄，而且這麼直截了當，反而讓我不知道該說些什麼才好！以前的醫師束手無策時，是委婉地請家屬轉告病人，我的醫師大概比較現代化吧？只是他也不想想，我要怎麼跟家人講？怎麼跟九十四歲的媽媽講？

思量再三，我硬著心腸接受這個事實，請妻和女兒轉告，「媽年紀大了，要講得婉轉一點哪！」我叮嚀道。她們聽了心裡難受，淚流滿面，我反過來安慰她們：「人總要過這一關，而且我還有師父的功法啊！」

一年半前我被宣判「長了不好的東西」，如遭五雷轟頂；現在又被判定「無藥可救」，我反而下定決心，抱著破釜沉舟的決心，從此專心練氣。

若非這十個月的鍛鍊和體證，我的信心是出不來的！十二月底，梅門舉辦跨年團練時，我向師父報告：「我的醫師說沒有藥給我用了，所以，我把『無藥』還給他，『可救』交給師父！」

「國樑師兄已經悟了！」師父簡潔地給我一句話。

當場，大家給我熱烈的鼓勵，我很喜悅，一時竟忘了請教師父「我悟了什麼？」事後我一直想也想不通，偷偷跑去問教練：「師父是說我看開了？知道了？」

教練要我再想想，我又想了兩個月，想到自己的人生，從五歲有記憶開始，大起大落，曾得意到忘形，也曾沮喪到想輕生；大體而言，回憶裡是甜美的多。

最後，我了然，「師父要我在有生之年，多幫助一些人，一天到晚在家裡，也是看電視、閒發呆，來梅門多講給一個人聽，就多幫助一個人，何樂不為？」

大換勁

很感謝妻和妹妹，想盡辦法拐我來練功；也很慶幸，在被醫師拒絕前，我已對氣功產生信心，我沒被擊倒，反而因為死了這條心，練功的效果不再和化療拉扯，排毒現象明顯又直接。

之前又練功又化療，身心雖日有好轉，副作用也降低許多，但手指末梢一直不通，現在開始明顯排毒——長水泡，癢得不得了，指梢麻到幾無知覺，不久開始掉指甲，一次掉兩指，十根指頭輪流掉，不小心被衣服勾到、碰到，痛徹心扉！幸好它平常是麻的、不知痛，歷時十八個月全部換新，刻骨銘心哪！

另外，癌症患者最怕傷風感冒，記得練功後第一次流鼻水、肩膀痠痛，我有一點擔心有一點懷疑，問教練我是怎麼了？這才了解「五感」——痠麻脹痛癢，是排毒的現象；也曾經自睡夢中痛醒，我忍著不去吃止痛藥，就靜靜地坐著，努力調整呼吸，一點一滴化掉從胸前透到背後的痛楚。

換勁時，身體變軟弱，意志力也會動搖，儘管經驗多，這時仍需要師兄師姐的鼓勵，團體的力量遠超過自己的想像，每來一次道場，多聽一次別人的體證，我的信心就增強一分，因為我不是第一個。

每天保持四小時的鍛鍊，一次又一次，換勁也換心，我從沒頭髮到現在一頭濃密髮絲；從一臉晦黑，到現在臉色紅潤；指甲也全部換新，紅潤又油亮，很多人以為我擦了指甲油，那可是沒有的！

每年農曆正陽日——陽氣最盛之時，師父帶著全省的師兄姐一起祭天，遵循古禮，表達對天地的感恩，也反省內心的偏邪，更期許自己善盡做為一個人的責任！過程中有行禮、獻藝、獻餚、宣誓，簡單隆重。

民國九十九年我到中正紀念堂觀禮，那天大雨滂沱，看見大家不畏雨勢，安靜莊嚴地跟著師父行禮，不由得心生嚮往，對妻說：「我明年要當工作人員」，妻不以為然：「你會什麼呀？」「哎，起碼可以手握童軍棍，維持秩序啊！」

建國百年的祭典，我如願接到通知擔任「禮生」。禮生要做什麼，也搞不太清楚，開始排練後，才知是在場中隨同行禮，依性別分為乾班和坤班，共三十六人，另外我要喊口令。「有沒有弄錯？」我納悶的問，召集的師姐說：「師父選的不會錯啦！你先試，有需要我們再調整。」

既然這麼說，我就勉力放手去做，總彩排那天，場地好大，幾句口令，「立正」、「敬禮」、「禮畢」……，走位一次，彩排一次，喊得我嗓子都啞了。

結束後，喉嚨沙啞，又開始換勁流鼻水，師兄姐很關心，我再提議：「換人吧！」「你先休養、修鍊身體，其他的先不談！」大家安撫我。隔天，我咳嗽而且吐血塊，接連幾天都又咳又吐，共吐了九次血塊，妻和女兒緊張極了，我自己卻覺得日益輕鬆，胸口悶脹的情形改善許多。

五月十四日當天，大家行禮如儀，正式祭典進行順利，司儀一喊：「禮成」，我的眼淚就掉下來，典禮和師父讓我感動，也喜悅自己做到了，我告訴自己說：「我要跟著師父一直走下去。」

我對師父充滿信任與孺慕之情，有一次見到師父，喜悅的報告近況，師父微微笑著說：「國樑師兄明年要參加小遊俠！」小遊俠是兒童身心鍛鍊營，參加的可都是幼稚園和小學生，師父特准我報名，讓我找回赤子之心，我立刻併腳挺胸，立正敬個禮：「師父，我明年一定第一個報名。」

當義工

現在環境不健康，導致許多人也不健康，他們都需要幫助，需要解惑，師父說：「許多癌症患者，不是被癌細胞打敗的，而是被恐懼吞噬的。」確實如此，我們要先除去恐懼，怕也是一天，不怕也是一天，只要腳踏實地的鍛鍊，自己盡力，結果如何就不用問了。

很多人問我對新藥的看法，我說：「新藥每天都有，只是適合不適合你？還有它的副作用，只要有一樣發生，你就得躺在床上！」

我歷經三十三次化療，飽受副作用之苦，嘴破、味蕾改變，連吞口水都會痛，厭食，體重減少……，最嚴重的是手腳痲痺，走路像踩高蹺，上氣功課練習「金雞獨立」的功法時，我站不穩，單腳跳呀跳的，同學笑我：「是哪隻草蜢兒在蹦？」

我常常提醒來參觀的人，「聽話！好好練功、素食、發願，如果繳了學費病就會好，那報名的人會一直排隊排到台北車站！師父教的是方法，靠自我鍛鍊才能提高免疫力，就像老師上課，自己練習就是寫作業，考試才能拿高分。」

對於癌友，我想說一句話，不要一個醫師換過一個，千帆過盡，更不知如何選擇，我始終都很配合我的醫師，雖然他最後拒絕我，但我對他不怨不尤，我們都盡力了，我相信這是最好的安排，峰迴路轉，另有山光水色在柳暗花明處。

這一路走來，我的免疫力提高了，我的心打開了，我的生活品質變好了，很感謝師父的幫助，也感受到人間有溫暖。於是，我每週來當一天義工，愈是參與，愈感受到師兄姐待人真誠；愈是深入，愈發覺道場真的很缺義工，於是，我又多加一天，再加一天……。

在道場耳濡目染，不自覺融入團體，回到家也變得彬彬有禮；以前我什麼都要比別人強，因為學歷不高，自卑感作祟，常過度勉強自己，現在待人接物圓融多了，妻對媽媽說：「您撿回一個兒子，我撿回一個老公。」。

媽媽年紀大了，我誠心祝禱：「老天！向您借一點時間，除了照顧媽媽，我也要在梅門照顧和我一樣的人！」一直到今天，我都沒中斷學習為人服務的工作。

在櫃檯，我接待過許多人，曾有一位胰臟癌的師兄，剛來時要兩個女兒攙扶，連二樓都走不上去。練了一陣子後，可以自己去公園散步，家人都很喜悅。他去世後，他的女兒包個紅包謝謝師父，通常胰臟癌患者離開前很痛苦，但他走得很好、很安詳！

曾經，我不敢出門，現在，每週五天來梅門報到，坐在櫃檯後面，竭誠地接待當初跟我一樣徬徨的人。我對妻說：「你知道我不會假裝，我恨不得把心掏出來給他們！」希望我毫無保留的心路歷程，讓病友趕快來鍛鍊，不要再走冤枉路了！

李鳳山修養心法

甩出仁心、甩出本心；
甩出寬心、甩出隨心。
甩之！

脫胎換骨　滌淨百劫苦

先天性梅毒患者洗淨血液裡的病毒

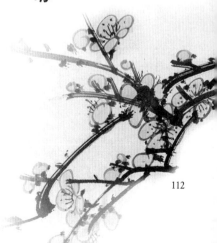

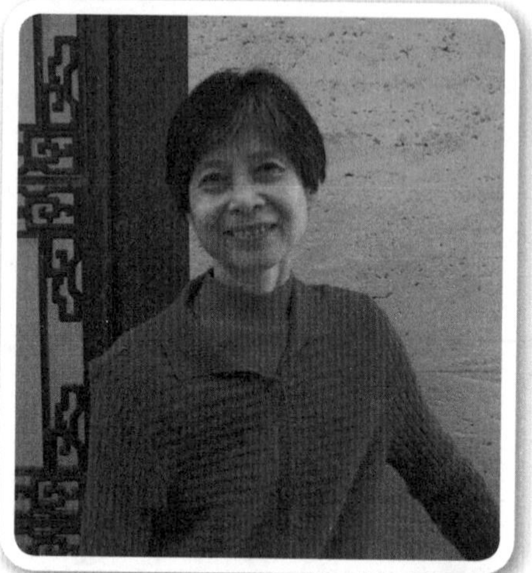

黃月亮

職業：公務員退休

健康元年：九十六年起練功

練功前：

一生飽受皮膚病困擾，為先天性梅毒患者，長期用藥，有B型肝炎。

練功後：

梅毒病菌沒有了，B肝是正常值，修正了脾氣和習氣。

信仰是我生命中最重要的元素，不可或缺。

中學時我考進教會學校，於是受洗信靠主，但真正深入認識耶穌，是大學畢業後到台北工作，因緣際會進入天主教，從此，祂就在我心裡，陪著我一起歡喜，一起流淚。耶穌給我的愛，是支持我一路走來最大的力量。

家庭故事

成長的過程中，父親選擇缺席，記憶裡，這個部分是空白的。從小，母親對我很嚴厲，我學校畢業後就扛起家計，責任很重，也養成堅強的個性。

母親很年輕就嫁給父親，除了侍奉公婆，還要照顧年幼的叔叔和姑姑，生活所需全賴母親張羅；而父親長年在外工作，後來又有二媽，父母親溝通不良，見面幾乎都以吵鬧收場，常常父親回來沒多久又走了，最後乾脆不理家，母親一個人辛苦的撐著這個大家庭。

家族裡的故事，彷佛電視連續劇的情節一般，在這樣環境長大的孩子，也許會怨父親吧！但從我開始工作自立後，反而不怨他，無論如何我們仍是一家人，我會主動去探望他們，希望化解兩個女人的情結。

二媽的生活條件固然比我們好，但也有她生活中的磨難，她晚年信佛唸佛，漸漸了解因果關係，也輾轉向我母親致歉，讓母親心中釋懷，慢慢化解多年的怨。

電影兩個小時的情節，在真實的生活裡，卻上演了一輩子！

命運沒有什麼方程式，心念主宰著一個人的行為，「結婚」這兩個字，對我不起任何感覺，從年輕就想走修道的路，聽到「靈修」，就覺得清涼、羨慕；若不是要養家，我早就出家了！

祖傳的病

日常生活中，常聽到「祖傳」二字，像祖傳秘方、祖傳手藝……等，是那麼的珍貴。我們家也有祖傳，名字叫「梅毒」，也就是在我的血液中天生帶有梅毒病菌。

打從懂事開始，臉上就常長膿瘡，若長距離快步行走，兩腳就起紅疹，又熱又癢；家人帶著我四處求診、治療，內服外擦，總不見效。

中學時，學校體檢被驗出血液不通過，衛生所通知我定期去打針，作一段時間的治療，在六、七十年代，臺灣醫學並不發達，小老百姓難以理解什麼叫「血液不通過」？為什麼不通過？傻傻的也不知道問，接到通知就去治療。

記得第一次到衛生所，現場有一位男士對我說：「喂，妳怎麼也有跟我相同的病啊？」旁邊一位護士小姐馬上制止他：「她跟你不一樣，怎麼對學生說這種話？」

我只是愣愣地看著他們，不懂他們在講什麼？就從那時開始，一連好幾個月，我都在打一大針筒像優酪乳般濃稠的汁液，後來才知道那叫盤尼西林。

學校畢業後，由南部搬遷到台北，衛生所通知我到性病防治中心追踪治療，這才知道自己身上帶著梅毒病毒，是性病的一種。

未婚女子進出性病防治中心，總是難堪，覺得羞恥，所以每每低著頭進去，結束後就快步離開，倒從沒想過逃避不去。只在心裡納悶為何會得這種病？不曉得是不是跟皮膚病有關係？

我的工作要輪班，又接辦很多社團活動和對外比賽，所以除了上班，還佔用很多私人時間，家人不能諒解，總認為我應該準時下班，但公司例行公事外的事務沒有人要做，主管來請託，我本性不善婉拒，一旦接下來又想盡力做好，直到退休，始終難以減省外務，卻也練就一身打理活動的本事。

家庭和工作上都有令人煩心的事，但真正讓我困擾的是皮膚問題，有時嚴重到全身起疹子，要掛急診，吃遍各大醫院的藥，最後靠類固醇來控制。

我曾請教醫師：「皮膚病會不會和血液有關係？」醫生頭也沒抬，回答說：「皮膚病就是皮膚病，跟血液有什麼關係？」我得不到答案，後來也尋求中醫治療，仍舊難以改善，苦不堪言。

有一年，姑姑從美國打電話回來，說她女兒也檢查出和我一樣的血液問題，是家族病。美國醫學發達，醫生在血液中檢驗到黑點病菌，不過他們不認為打針有效，所以並不理會，沒給病患注射大量的藥。

聽到這訊息，知道不是我個人的問題，心中放下一顆大石頭。但注射了那麼多的藥，身體也不好了，果然又得了B肝，工作上總是力不從心，已到了身心俱疲的地步。

上天指引

二十幾年的工作生涯，身心都遇到瓶頸，於是毅然選擇從公司離退，到能接觸更多人的教堂服務，因為耶穌愛我，照顧我全家的生活，我理應回饋。

但約莫一年半後，舊疾又復發，心想耶穌要我休息了，過真正退休的生活，於是放下教堂的工作，依著因緣參加東歐旅遊。途中參觀奧地利一座著名的顯靈聖堂，在主保聖像前，我感受到一股莊嚴肅穆的氣氛，不禁跪地祈禱，希望病能治癒！

真的是上主聖神在回應我！回國後幾天，在礁溪聖母山莊留宿，夜晚，我獨自走到聖堂廣場，四周一片漆黑，悄無人聲，輕風拂面，我抬頭仰望滿天閃爍的星空，在心裡與上主對話，我問主：「您的旨意何在？」

當我低下頭時，卻見原本漆黑的廣場，對面出現一盞紅燈，耀眼的紅光先是快速旋轉，繼而光芒吞吐，忽大忽小，耳邊聽到微細的、呼呼作響聲，我愣住了，心想：「那是什麼？」此時，友人走出來，燈即消失不見！

整晚，我的腦海裡都是那盞燈。隔天清早，我特意到廣場尋找，環顧四周，不見任何照明燈或警示燈！於是順著方位走進教堂，發現原來前一晚，我是朝向教堂內的聖體櫃和主對話。繼續往前走穿過座位區，在聖體櫃旁看見那盞小小的燈！昨夜，祂穿牆越壁，來到廣場，傳達上主的訊息給我！

過兩天回到台北，信步走在街頭，經過一間書局就進去逛，一進門迎面就看到《李鳳山平甩功》這本書，心中一動，想到聖母山莊的燈，又想到客廳牆上掛著李師父的一句話——『人在最困惑的時候，反而要學習替別人著想，事事反求諸己，不斷內省，則天地動容，無為而治。』那是十幾年前一家雜誌刊登師父的文章裡的話，我常常唸誦，生命一路走來，感覺受用無盡。

我信靠天主，相信祂一直在引領我前進。於是，順著這個緣法，到梅門報名練功，才練兩個多月，看遍名醫都無法治癒的皮膚病，竟有好轉的跡象！

我這一生因皮膚的困擾，吃了不少藥，能藉由養生氣功改善舊疾，我相當歡喜。在梅門，我不僅身體日有改善，更可貴的是心境的轉變，媽媽說：「自從遇到師父後，你改變很多！」我不知自己的外在變化有多少，只覺得心中對師父有滿滿的感恩和喜悅，因為不僅我改變了，連母親也改變了，她吃素、脾氣改善、身體也更硬朗了。

我開始在梅門當義工，希望能幫助別人，讓更多人能學到師父的功法和心法，愈是投入，愈是了解梅門真正在做什麼！

我看師父和全職師兄師姐們，彷彿看到聖經中耶穌帶著門徒們走在「道路、真理和生命的大道上」，腳踏實地默默地耕耘著！

好幾次和師父互動，師父眉宇間散發著俠義之氣，諄諄教誨弟子，他以身示教，啓發弟子內心隱藏的壓抑，正視自己渾然不覺的貪嗔癡慢疑，不斷地面對，不斷地修正。

師父的心廣闊如無垠的晴空，什麼都講，什麼都談，佛陀、耶穌和許多聖人的事蹟，或規勸、或善誘、或當頭一棒……，活潑的教化弟子們，每每在深夜回家的路上，看著天空的明月，感覺師父的智慧就如天上的明鏡，指引著我們人生的方向！

排出毒血

有一次參加梅門的餐會，聽到師父有意無意、語帶輕鬆地說：「練平甩功可以汰換血液哦！啊！不要說出去，不要說出去！」

不知道別人聽了做何感想，但我心中卻極為震驚，張大眼睛看著師父，我血液裡與生俱來的毒，令我痛苦，令我難堪，是內心最大的隱痛。心想：「師父簡直就是先知！能清清楚楚看到每個人身上的病、每個人的根本問題！」當下，我相當相當的信服，也決心要把身上的毒趕走。

認真練功後不久，開始第一次大換勁——排毒，我暴瘦十三公斤，這下子可真的成了皮包骨啦！母親無法接受，鄰居也很訝異，我以前很開朗，碰到鄰居會主動打招呼，換勁時，內心很封閉，全身包得緊緊的，不想理人，因為無法與人對話。母親聽了鄰居的關心會回來嘮叨，我說：「你就說我胃不好，吃不下！」其實，我不是怕鄰居的眼光，而是擔心他們不了解，會對氣功產生誤會。

兩年後，又遇到全身排毒的汰換，身上的毒排到雙腿，流出黏黏的膿水，也流出血液，我每晚處理潰爛的腳——煮水、洗腳、擦乾、擦藥和善後，要花很多時間，排出的血水，怵目心驚，帶著濃濃的血腥味！

我堅強面對，歡喜接受，因為這是好現象。「平甩功可以汰換血液哦！」我時時唸著師父那天講的話，加強自己的信心，我知道排出有毒的血，開始療癒病灶了，即使辛苦，也是值得，再難受我也得受，師父說：「享受要受，難受也要受！」這一生，我只知道吸取片面知識，完全不懂養生；來到梅門，才知道人的內心外表、食衣住行都要修正，才能真正涵養生命！

換勁時兩腳癢得不得了，很不舒服，癢比痛更難受，會不自覺去抓，媽媽也很關心，她一直唸：「又在抓，又在抓，一天到晚看你在抓腳！」逼我去看醫生。我說：「不要理我，我就是吃藥吃到累，藥是負擔，不是治療。」但是媽媽年輕時因為常勞動，身體不算差，不能理解我。

教練說是免疫系統的問題，汰換後會更好，我從不懷疑。「靠著主，我凡事都能行」，吃藥的效果是暫時的，藥效過後更痛苦，我只有練功才會舒服，約半小時後不再奇癢難耐，但不一會兒又癢起來，因為體內的毒很重。

我常禱告：「我生病就好了，媽媽不要生病。」我已經病了，我能忍受。媽媽八十歲了，她見我始終堅持，狀況也有改善，於是她也開始練習平甩功，有練就有汰換的現象，她的腳也會癢，才漸漸了解我的不舒服。

整整兩年的汰換，心路歷程有起有落，但我「相信師父、相信功法、相信自己」，我很堅定，不時給自己加油，現在，終於雙腿的汰換工程已近尾聲，開始收工，內心感到無限喜悅！

出現奇蹟

民國一百年六月，師父應邀赴美參加科學研討會，觸發我做身體檢查的念頭。

練功後我就不吃藥，也沒有再去醫院，已經六、七年了，現在我想驗收練功的成效；果不其然，看報告時，醫生說：「恭喜妳，數字很漂亮，B肝是正常值。」這答案自是在意料之中，醫生接著又說：「也沒有梅毒病菌了！」我流下歡喜的淚水，奇蹟真的出現了，耳邊再度響起師父的話，「練平甩功可以汰換血液哦！」師父真的很神啊！說的話真實不虛，傳承的功法讓我踏實地鍛鍊，得有今天的成果，感恩師父！

出生就帶來的病毒，是我今生該受的苦，梅毒不是中國的病毒，是外來的。十七世紀《霉瘡秘錄》記載：「霉瘡一症，往往外治無法。」「一感其毒，酷烈匪常……」，「入髓淪肌，流經走絡，或攻臟腑，或尋孔竅……，始生下疳繼而骨痛，甚則目盲，耳閉。」「甚則傳染妻孥……，移患於子女。」

我就是被祖先遺患的後代，有因有果，現在遇緣而發，承受果報！感謝上主應允我，引領我找到李鳳山師父，讓我洗淨血中之毒，除去心頭大患！

因為「我一生一世，必有上主的恩惠追隨著我。」感謝主！感謝師父！生命之道多麼不簡單，有人汲汲追求心靈的成長，仍不得解脫；有人困惑於生老病死的磨難，也有人受肉身之苦甘之如飴，卻忘尊重這最基本「利人」的工具。一次，朋友送我《觀世音菩薩普門品》和《佛說阿彌陀佛經》，我很驚訝，因為正好前一天在翻閱王壽蘐老師手抄的經文；從此，也開始了解佛經！

耶穌教我學祂走生命之道，佛菩薩教我體證大道，發無上心，李師父教我涵養生命，修身修心再修靈。回顧自己信仰和讀經的過程，我沒有做過任何的選擇和猶豫，完全順著生命的河流往前走！因為「愛」，我學習耶穌幫助人，也看佛菩薩和聖人的經典，為的是了解不同的信仰領域。

師父常說：「先利益他人，即可成就自己。」這不就是修行嗎？從基督、天主、佛教、又走入梅門，遇到明白的師父，找到可以「性與命」雙修的鍛鍊方法，我明白師父取名「梅門一氣流行」——沒有門派之分；正所謂「道」在「教」之上，這個「道」字，不是指派別，而是踏實地走在真理的道路上，為公為義，如同耶穌所行的真理和公義。

師父的平甩功甩掉我的病、我的脾氣、習氣和貪嗔癡慢疑五毒，這才真正明白的進入修行正道，一如師父所說：「養生不只是在飲食，更進一步在養心、養性、養靈，如此才能修到德性。」真是智慧的行者啊！師父處處為人著想的愛，很大、很深、很遠……

李鳳山修養心法

宗者、絕一切表相、散者、斷一切疑惑、頑者、忘一切念頭、漸者、解一切入空。勉之！

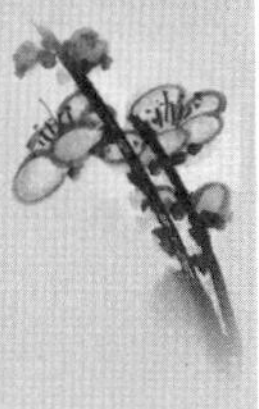

憂心悄悄患於己

憂鬱症患者的內心世界

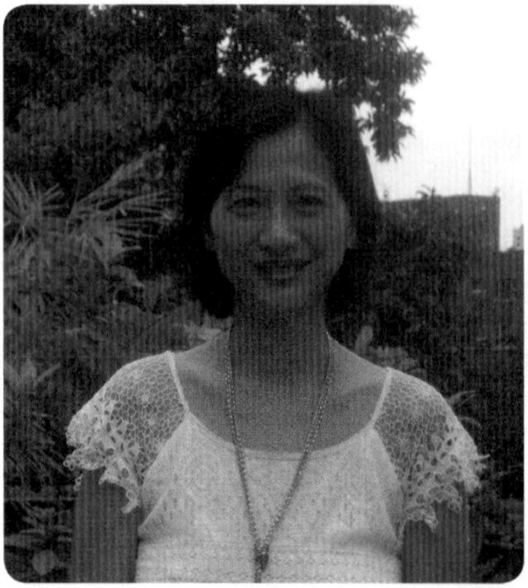

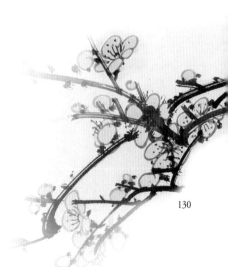

林克剛

職業：台中梅門客棧服務員

健康元年：九十五年起練功

練功前：

手腕肌鍵拉傷、罹患產後憂鬱症、躁鬱症，長期服藥導致記憶力模糊，缺乏自信，人生不快樂。

練功後：

肌腱炎改善，學習保持正念、表達意見，期許自己身心更健康以幫肋別人。

白河，南臺灣一個美麗的小鎮，也是我出生的地方。

家住在鎮郊，村子裡僅有十幾户人家。家中以養雞為業，也擁有一片橘子園，家庭環境還算不錯；但有一年颱風來襲，全部的雞都被大水沖走了，家庭經濟受到很大的影響。自有記憶以來，大人常常在討論錢的問題，我也因此養成節儉的習慣。

我的個性柔弱、善感又愛哭，最大的優點是乖巧，不用大人操心；家中五個兄弟姐妹，我是大姐，儘管有時候必須勉強自己，我還是很努力當一個好姐姐。

爸爸個性嚴肅，管教孩子很嚴格，我跟弟弟、妹妹都怕他，也不太敢跟他説話。我們的生活很單純，很少離開村子，也很少接觸外人，直到現在，見到陌生人，我有時仍會緊張得不知道怎麼應對。

新人生

國中畢業後考上嘉義家職，爸媽湊錢讓我去念書，高二時家中更拮据，打算讓我休學，賺錢貼補家用，我私下和老師提起家裡的經濟狀況，老師答應安排家庭訪問，沒想到爸爸察覺到我的憂慮，又設法籌錢讓我繳學費，才順利完成高中學業。

在第一個工作的公司就認識了我先生。當時他剛跟女朋友分手，碰巧我也失戀了，兩人同病相憐有共同的話題，經常一起聊天，雖然後來先後離開那家公司，但仍繼續交往，慢慢培養了感情。幾年後，他正式到家中提親，得到爸媽的允許，倆人開心的準備建立自己的家庭！

原本我有一份工作，雖然忙但很穩定。可是婆婆希望我專心照顧家庭，加上工作地點與婆家距離很遠，於是辭去工作當家庭主婦，並到附近做家庭代工補貼家用。

我每天勤快地做家事，希望自己是個好妻子、好媳婦。起初，一切都十分完美。但畢竟雙方的家庭背景差異很大，慢慢地產生了一些問題。

先生的家境比較好，三餐豐盛，公公喜歡買一些高級食材，有時吃不完要倒掉，而我又從小節儉慣了，總覺得這樣很浪費，意見不合而發生摩擦。這只是其中一個小例子，雖然不是什麼大事情，但每一次都讓我很沮喪，感覺自己不能討公婆的歡心，是個失敗的媳婦。

先生完全感受不到我的心情，他跟婚前一樣，上班做業務、下班找朋友，生活很忙碌，偶爾假日還會徹夜不回家。有一回我感冒拖很久，一直沒好，他一樣打他的牌，我覺得他把我娶進門之後，就沒那麼關照我了，愈想愈傷心，無奈地掉眼淚，覺得自己的婚姻也很失敗。

先生是獨子，婚後我很快就懷孕了，公婆很歡喜，懷胎足月生下一個可愛的女娃娃，因為是第一個孩子，倍受寵愛。但也許是自己懷孕時心情不好，孩子的先天體質也差，動不動就生病。婆婆覺得我年輕，不曉得怎麼帶孩子，時常提醒我要注意這個、注意那個，偏偏孩子身體不強壯，經常感冒；只要一有風吹草動，我就很緊張，又要擔心孩子，又怕被責怪，長期處於這種壓力，變得有點精神緊張。

公公也很疼愛小孩，孩子再怎麼頑皮，他都不捨得管，也不讓別人管。有一次孩子犯錯被我責打，公公看見了當場大發雷霆，我跟孩子都嚇了一跳。兩代在管教觀念上的差距，讓我不知道怎麼當一個媽媽，次數一多，就變成討厭他們干涉我管孩子。

憂鬱症

面對著難解的婆媳問題、孩子的管教問題，除了先生，我也不想跟別人講。但是先生並不覺得這些問題有什麼大不了，每次都叫我不要想太多。久而久之，我也不想講了，把所有的事情都鎖在心裡。我也不想面對這些令人傷腦筋的問題，不想聽也不想看，什麼人說話我都煩，煩到受不了就情緒爆發，心想死掉算了，就不用再煩惱了。

有一次回到娘家，想到煩人的事，抱著媽媽哭：「就當沒生我這個女兒吧！」媽媽比我更難過，但也只能勸我忍耐！

那段日子，公婆怕我情緒發作，對我特別容忍，先生也為了我的病，抽空載著我四處掛號求醫。我感受到他的心焦，也知道他在意我、對我好，暗自竟希望持續這樣的狀態，病會不會好反倒沒那麼在意了！

在先生的關愛及家人的包容下，我的情緒慢慢穩定，又能整理家務，過正常的日子了。沒多久，我懷了第二胎，也許是對新生命的期待，家裡的氣氛活潑許多。年底兒子出生，婆婆很喜悅，對寶貝金孫訂下許多照顧的規矩，我不能稍有閃失，連一個小感冒都不行！

但兒子的先天體質比姐姐好不了多少，一感冒就發高燒，時常半夜送急診，毛病接連不斷，兩歲時還因為疝氣開刀。孩子沒顧好，婆婆又開始嘮嘮叨叨，我擔心孩子就已經很緊張了，還要聽人數落，心情很不好，可是孩子生病是事實，也沒理由發脾氣，只好一切往心裡藏，大事小事一件一件往心裡塞，直到有一天，實在憋不住了，情緒突然大爆發，完全失控！家人緊急將我送醫，醫生宣告我得了「躁鬱症」。這是比憂鬱症更複雜的精神性疾病。

後遺症

之後又回到四處求醫的狀態，我不希望回到那種情緒失控的感覺，不得不依賴藥物，但是藥愈吃愈多，腦筋也愈來愈不清楚，甚至記憶變得模糊，心裡也常晦暗不明。

記得有一天，女兒拿小學三年級的數學課本問我，我看著一堆數字，竟然連最基本的計算也不會，整個腦袋都是亂的，愈看愈不懂，心好慌！我覺得自己愈來愈笨，不知道該怎麼辦，更不知道該如何面對家人。

私底下覺得一切的不愉快都是因為這個婚姻，我的內心充滿了怨。曾經，我煮好了飯菜擺在桌上，就帶著孩子出門，只因為不想和公婆同桌吃飯，不想聽他們說任何一句話。

這種家庭氣氛任誰也受不了，先生比以前更加早出晚歸，減少在家的時間，我發脾氣、生悶氣都沒用，他反而離我愈來愈遠。沒多久，他的身體也出了問題，吃了一堆中藥、西藥也沒好，我心裡替他著急，可是自己都是個病人，也不知道怎麼幫他。

還好他後來去練氣功，效果不錯，又把兩個孩子一起帶去練，身體都變好了！他也鼓勵我一起練，但是我一開始沒興趣，後來看到他們不斷地改變，愈來愈少看醫生，起了試試看的念頭，但不好意思讓他們知道，就偷偷躲起來練平甩功。沒想到才練兩個月，困擾多年的肌腱炎竟然好了！我忍不住跟先生說，他馬上帶我去報名上課，我覺得很窩心。

我們一家都進了梅門，先生的個性也改變許多，以前一放假就去打牌，現在是全家到梅門參加公益活動，跟著師父去教別人如何獲得健康，活得更快樂。幾年後，先生決定全心投入公益，毅然辭去工作，帶著小兒子搬到台北，他們愈來愈健康，我常常上台北看他們。

日日不輟地鍛練，我的情緒逐漸恢復穩定，藥愈吃愈少，最後一顆憂鬱症的藥也沒吃了。剛開始也會擔心，但是每次只要稍微覺得情緒不對勁，就趕快練功，很快就平穩了，而且每日規律的鍛鍊，讓我愈來愈能掌握自己。

持正念

加入義工行列後，有更多機會接受師父的教導，師父因材施教，常常一言半句就讓我們知道怎麼面對自己的問題，師父知道我的個性軟弱，對我說：「不要常為身邊的人掉眼淚！」我記住了！師父要我學著把視野放大，關照更多的人！有一回聽到師父感慨地說：「助人為快樂之本，現代的人不快樂，是因為太少幫助別人！」我也牢牢記住，想要自己快樂，要先幫助別人快樂！

以前我不習慣把心事講出來，但師父常鼓勵我們：「沒有什麼解決不了的事，有事學著講出來。」我就試著講，發現師父和師兄姐很有耐心地傾聽我的心聲，也開導我，有時講著講著就覺得很安心，原來以為很嚴重的事好像也沒什麼了，久而久之，擔心的事愈來愈少了；而在講述的過程，發現原來自己很固執，也不願意低頭，外表看起來柔弱，內心其實很倔強！

師父經常提醒大家要保持正念，師兄姐也互相勉勵，有時事情多，我手足無措，好像又回到生病時那種無助的感覺，師姐就會叮嚀我：「妳要說『有一點狀況』，不要說『我還有病』！」我調整說法後，發現「有狀況」的感覺果然沒那麼嚴重，調整一下就過關了。

由於過去服藥的時間很長，多少影響到腦筋，我經常自言自語：「記憶力不好」，就開始碎碎唸，不自覺地重複說同樣的話，這時，師姐也會提醒我，不要變成口頭禪，於是改口說：「記憶力愈來愈好！」常常這麼說，真的就覺得變好了，師父說：「這就是生生不息！」

新氣象

進入職場後，偶爾因學歷不如人而自卑，後來又長久生病吃藥，腦筋常打結，對自己缺乏信心，然而隨著一天一天的平甩，身心狀況日益改善。

我以前的名字叫「美克」，心裡總不自禁聯想到自己在「剋」什麼，曾經嘗試想改名字，師父知道我負面的想法，就說：「妳的名字很好，美克，就是美麗可以克服一切。」我聽了好高興，從小困擾我的名字魔咒，好像瞬間消失了！我慢慢地喜歡照鏡子，因為「美麗可以克服一切」。每天我都刻意把自己打扮得漂漂亮亮，別人看到我就開心，當他們稱讚我的時候，我更加地開心，大家都說我名副其實，我喜歡自己的名字，也不再覺得自己會剋什麼，而是有信心可以克服一切。

師父曾帶我們去看〈二〇一二〉這部電影，描述世界末日的景象，今年已經是二〇一一年，我想要趕快好起來，不要拖到世界末日了還在生病！

有一位來練功的年輕師姐，她的情緒很不穩定，時而亢奮，時而沮喪，不喜歡照見陽光；我就知道她也是躁鬱症患者，於是跟她分享練功所得到的穩定力量，她很感謝，我更高興可以幫助別人，的確「助人為快樂之本」！

不久，師父又說：「女人的美麗就是力量，妳已經建立了自信，從今以後名字叫『克剛』，妳要用信心去克服心中那個不願意低頭的自我，把自己徹底的忘了，虛心地跟每一個人學習。」

師父竟然知道我心裡躲著一個倔強的小女孩！一個新名字，一個嶄新的力量，讓那個倔強的女孩可以面對自己了，不必再躲藏，不必再壓抑！

我有了全新的開始，也覺得內心的固執在消解，轉變成堅實的力量，不再有憂慮的恐懼，期許自己能內外協調、身心一致，有更大的力量幫助還在生病擔憂的人！

李鳳山修養心法

觀溫良相、觀莊嚴相、
觀無我相、觀一切相。
悟之！

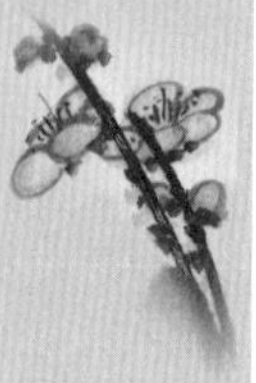

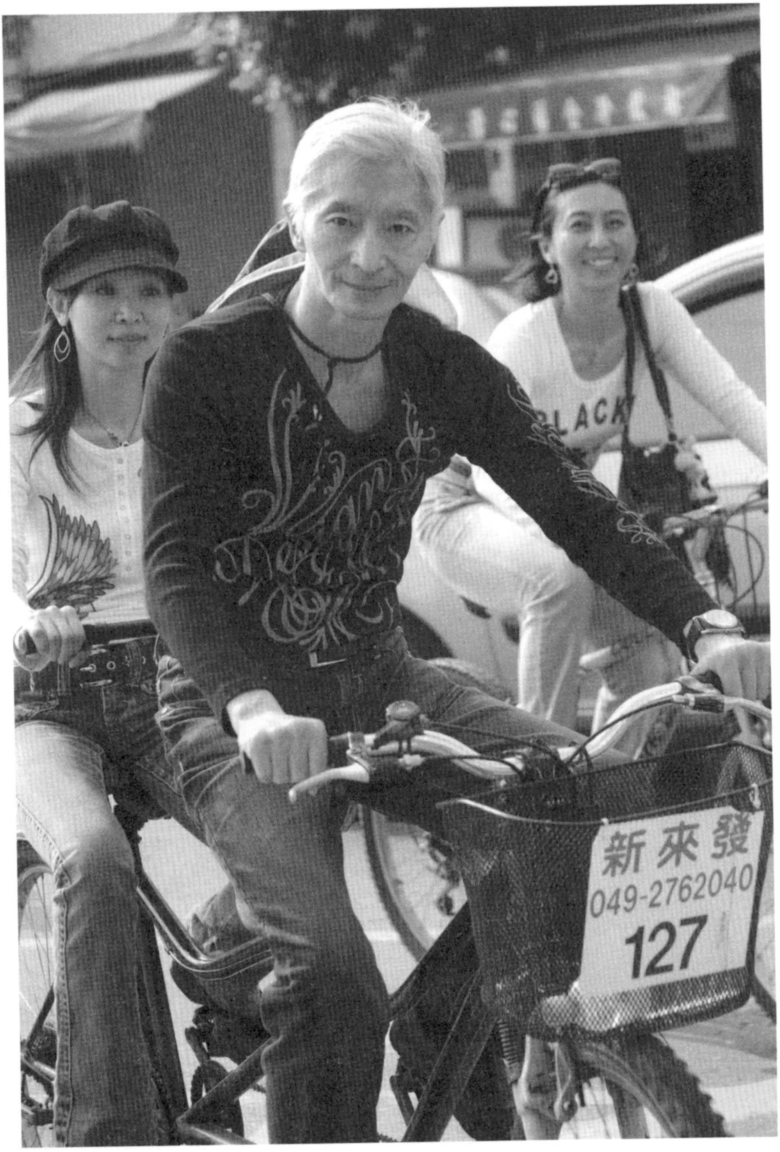
新來發
049-2762040
127
BLACK

青春歲月的震撼大禮

三十五歲就得乳癌的反省之路

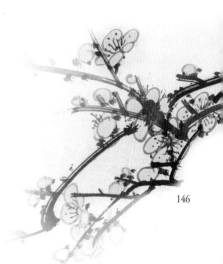

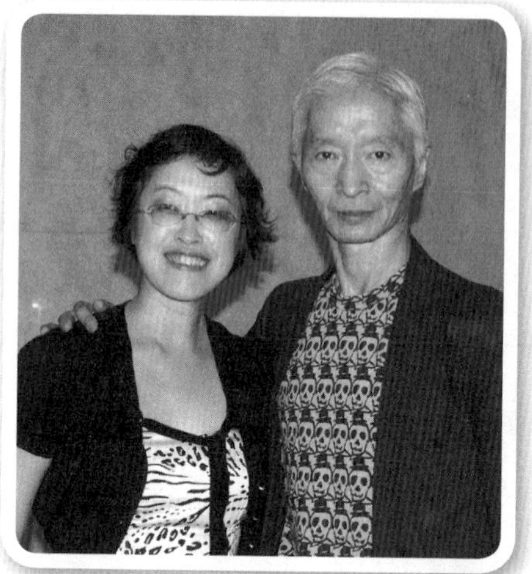

黃琬珺

職業：公務員

健康元年：九十七年起練功

練功前：

從小體弱多病，個性固執，三十五歲罹患乳癌，治療後身體自癒機制被破壞殆盡。

練功後：

身心獲得改善，反省內心的固執及自私，學習為別人著想，懂得感恩。

我是個早產兒，先天不足，後天失調，從小體弱多病。記憶中，時常因一個小感冒，弄到發高燒住院，一住就是一個星期以上，每回都得吃一堆藥，打一堆針，才能慢慢好轉。出院後，還是覺得很虛弱，尤其太陽一下山，我就開始心悸冒冷汗，坐立難安，什麼事也做不了。

日子就這麼過著，生病成了家常便飯。人雖然長大了，毛病卻更多。每天早上醒來，全身筋骨無一不痛，常常莫名其妙扭傷腳踝，成了習慣性跛腳，如果再碰上生理期，那更是痛得昏天暗地，在床上打滾……。我不知健康的滋味，家人與我也對這些「毛病」習以為常了！

第一枚炸彈

父親在台糖公司任職，每隔幾年就會調動職務，我們也就跟著搬家，從北到南到東，住過好多地方。每次搬家，新的朋友、新的環境，什麼都要重新適應一次，我很不喜歡這種感覺，情感好像一次又一次地被扯斷。慢慢地，變得習慣去壓抑對周遭人事的感覺。每當被問到是哪裡人時，我都不知該如何回答。

沒想到，生命的安排難以預料。我在學校唸土地管理，畢業後到高鐵局負責土地徵收業務，後來參加台糖公司新人招考，竟跟爸爸成了同事。

工作了七年後，九十四年間公司突然決定將總公司遷至台南，童年時期東搬西遷的記憶一湧而來，我好不容易在台北有了穩定的生活，萬般不願意隨同搬遷，同事間也醞釀一股離職的風潮，我很想留在台北，但父母親希望我保住台糖的工作，我只好按捺心中的不滿，心情非常鬱悶。

那段「兵荒馬亂」的時期，我時常感到胸悶，有一回又感覺不舒服，手在胸前摩擦時，在乳房觸摸到一個長條狀的硬塊，心中一震！

高危險份子

記憶中，在我小的時候，母親就兩次因乳房腫瘤開刀，還好都是良性的。升國三那年，母親再度因乳房腫瘤住院手術，但這次變成惡性的了，於是母親轉到台北榮總，先切除一邊乳房，兩個月後又發現另一邊也疑似腫瘤，再一次動刀，連附近的淋巴也一併切除。從此母親的手總是痠痛腫脹，循環不良，記得家中屋頂橫樑上四周垂掛著數條繩子，就是體貼的父親特別設計，讓母親能隨時伸舉兩手拉繩子幫助手部循環。

那年母親四十五歲，此後她開始改變生活，調整飲食和作息、做運動、打網球，也接受宗教的洗禮，身心維持得很好，直到六十九歲還在打球。

因為母親的病例，我被歸類為高危險群，年過三十，就每年做定期檢查，狀況一直很好。直到公司南遷那段時間，因為生活、工作既忙且亂，檢查日期延遲了半年，那次赫然摸到硬塊時，直覺已經非同小可！馬上到醫院做超音波及乳房攝影，看報告時，醫生研判須進一步檢查，當天就直接做穿刺，用一根像吸管般的粗針，取出腫瘤組織化驗。等待結果的日子如坐針氈，我心中隱隱知道會得到什麼答案，又暗暗希望不要聽到這個答案，心裡七上八下，承受極大壓力。結果證實是惡性腫瘤，晴天霹靂！

為什麼是我

知道這個消息，朋友都很驚訝，自己更難接受。我自忖平常都乖乖的做健康檢查，飲食也都比朋友們更節制小心，沒做什麼壞事，也無不良嗜好，為什麼會這樣？夜深人靜時，我嚎啕大哭，為什麼是我？我才三十五歲！人生還有很多夢想，怎麼可以這樣？不甘心！不甘心！但……又能怎麼樣？只能接受事實。於是家人陪著我，開始為期八個月的抗戰。

起初想用中藥調理，但信心不足，十分恐慌，也感到無助，始終無法把心穩定下來，於是一個月後仍然選擇住院開刀。九十六年五月切除腫瘤，醫師為了確定有無轉移，同時摘取十九顆淋巴進行化驗，幸好沒有發現癌細胞。乳房手術不傷及內臟，開刀後兩天就可以回家休養。但醫師說我還很年輕，賀爾蒙分泌旺盛，復發的可能性極高，他告誡我，乳癌的好發和賀爾蒙有密切的關係，因此強烈建議我進行化療以求一勞永逸。

當時對癌症治療一無所知，醫師建議做化療，自己也不敢不做，於是先在左胸裝置人工血管，預備將化療藥物打點滴般直接注入大靜脈。我問護士為什麼要這樣，護士告訴我，因為化療藥很毒，若以小靜脈注射，長時間施打恐怕血管會破掉，藥物會腐蝕皮膚。

打化療時，護士會全副武裝——身穿防護衣、戴上護目鏡和兩層手套，才小心翼翼地打開化療的藥，深怕被噴濺到，恁誰看了都會覺得恐怖，而病人只以一身單衣面對，真是令人哭笑不得。

每次施打要十個小時，看著名為「小紅莓」的粉紅色藥水順著點滴進入身體，是難以言喻的身心煎熬。

第一次化療時，爸爸在醫院陪我，媽媽在家煮好吃的東西等我們回去補充營養。當天中午還吃得下媽媽送來的便當，四點鐘化療結束回家，晚上就開始噁心想吐，接著就把中午吃的便當吐了出來，就這樣一連吐了三天，「馬桶」先生是我的好朋友，連躺在床上也要臉盆隨侍在側。

母親聽醫師的指示，千方百計要幫我補充營養，這樣才能長出新的細胞，可是我光想到吃就吐，什麼也吃不下。只要聽說什麼偏方可以止吐，母親馬上想辦法弄給我試，按穴道、麻油煮薑絲、薑茶……什麼都來了，只想讓我舒服一點，有時整個晚上都在折騰，我睡不著，母親也陪著不睡覺。隔天一大早，她又問：

「妳想吃什麼？我去煮。」然而我只能木然地搖搖頭，什麼都不想吃！

母親想幫我緩解不舒服卻幫不上忙，她的情緒幾近崩潰，有一天，她一個人跑出去散心，到了很晚才回來，打開冰箱，愣愣地說：「我不會煮了！」我聽了心裡好難受，我不是故意的，但嘔吐似乎無止無休，吃止吐藥也沒有用，依然大吐特吐，人變得十分虛弱。

除了嘔吐，還有很多副作用——失眠、掉頭髮、嘴破、全身痠痛、頭痛、眼乾、便秘、心跳快又弱、腰挺不起來……，身體有如混亂的戰場，化療藥物正在吞噬一顆顆的細胞，不只是生病的，而是全身的細胞，細胞們虛弱地反抗著。

我心神渙散，不知如何抵抗不舒服，行屍走肉般，漫漫長夜卻闔不下眼，時而起來踱步，時而強迫自己以抖動的手抄寫心經，眼睛不斷回望時鐘，何時能熬到日出？等待著天亮，至於天亮後要做什麼也不知道，只是時間和光線的變化，生活是一成不變的折磨。

對於身體的種種不適，醫師愛莫能助，只淡淡地說：「這是正常現象！」

找不到任何可以讓自己舒服的姿勢，母親每次進房間，都發現我在試不同的姿勢——斜躺、歪著，蜷臥、仆伏、倒掛……，連起床都沒力氣，得要屏住氣呻吟一下才起得來。呼吸微弱時，一口氣幾乎上不來。

一天，母親來到床邊握著我的手，紅著眼說：「難過就哭吧！哭出來會舒服些，好過一點！」抱著我，她哭了！我內心很難過，卻哭不出來，一滴淚也擠不出來。那一刻，驚覺到自己竟虛弱到連哭的力氣都沒有。原來哭和笑也需要體力、精神和氣！

化療後第二十一天，一如預期地開始掉頭髮，幾天前，母親先建議：「把頭髮剪短好嗎？愈短愈好！」

「為什麼？」

「先習慣，掉頭髮時才不會難過！」

「不用，那又不會痛、也不會難過、噁心、嘔吐……。」

掉頭髮是一種障礙，很多人不能面對，但對我而言，那是最輕微的副作用，而且每天醒來，撿拾枕頭上的頭髮，反而讓我可以集中意念，暫時忘卻身體的痛苦。

很多人建議我可以看書打發時間……，可我就連張開眼睛都需要力氣，看到了文字，看不見意思，半個小時都在看同一頁，卻記不得看到了什麼？

第二枚炸彈

第一次化療後，陪著我抗戰的父親竟也病倒了！歷經一個月冗長的種種檢查，發現父親的病情非同小可，右邊的腎已長滿癌細胞，證實罹患腎臟癌！

父親經常有腰痛的毛病，已經持續五、六年了，但他以為是工作造成的疲勞，只是忍耐著，直到我的病，拖垮了他的身體。

父親病倒之後，我開始自己去做化療，六次化療結束後，再接受每天一次的放療，歷經三十次，我身心俱疲，已經沒法感覺了。

一個家庭，同時有兩個人生病，最辛苦的就是母親，兩頭煎熬，家裡醫院兩頭跑。而六十八歲的父親在一連串化療的摧殘下，身體不堪負荷，產生比我更多的併發症，白血球也上不來，做到一半就喊停。然而停止化療後，父親的腰痛更劇，醫師不斷加高止痛藥劑量，一直到使用嗎啡，父親還是痛！最後醫師告訴我們，他們已經沒有辦法可以幫助父親了！

而我，經過八個月一輪猛攻的治療，身體自癒的機制被藥物破壞殆盡，雖然腫瘤切掉了，但仍無法安心，常自問：「癌細胞真的不在了嗎？萬一復發，這樣的療程我能夠再來一次嗎？要怎麼做才能擺脫復發的陰影？」治療結束，竟是心慌的開始。一大堆的問號讓我恐慌，每天都想撞牆，只希望停止胡思亂想，覺得自己好像被捲入大海的狂流，行將溺斃，竟比治療期間更加慌亂和無助。

海裡的浮木

什麼家庭會像我們一樣？三個人都是癌症患者，相依為命。後來有人介紹我們去找一位曾是癌症患者的醫師諮詢，他介紹許多抗癌產品，有吃的也有喝的，動輒數萬元，其中只有一樣不是吃的——就是梅門平甩功。

我們什麼也不想買，父親說，「那咱們去練功試試看吧！」就這樣，我們全家進了梅門。

一開始練功，我就得到一股力量，可是父親來得太遲，癌細胞已經擴散，他沒有力氣練功，只能在病床上掙扎著調息。幾個月後父親在宗教信仰的護持下，平靜安詳的離開了我們。

父親在他人生的最後把我帶進梅門。每當心慌意亂時，我就練習平甩，感受到父親就在身旁，跟著我一起練。在狂亂的汪洋大海中，我終於抓到一根浮木，從此踏入一個修行團體，學習「自馭」之道。爸爸，謝謝您！

原本練功只是想讓虛弱的身體有適度活動，恢復一點體力，然而經由平衡自然的鍛鍊後，身體放鬆了，精氣神皆獲得改善。本來上班體力不支，兩、三個小時就想躺下來休息；練功後，只要感覺體力變差時，立刻找個地方甩手十分鐘，眼睛就亮了，比咖啡還管用，而且不會心悸，馬上又是精力充沛；以前睡醒總是腰痠背痛，找不到原因，明明睡覺是休息，為什麼起來反而不舒服？甩手後，痠痛不再了，醒來全身舒暢精神好，才了解以前是帶著疲憊的身體去睡覺，日復一日地在累積負能量。

初練功時，我同時尋求坊間心靈課程的幫助，參加小團體的工作坊，四天花費近兩萬元，導引我探索內心，挖掘內在的渴望，也學習放鬆，往往當下覺得有幫助，但在日常生活時，又會回到原點，沒有持續的力量。有一回與梅門教練聊到這種感覺，教練提醒我，「只要認真鍛鍊師父的功法，用心體會心法，慢慢也不需要去外面上心靈課了。」事隔兩年，我才了解教練的意思。

每週規律的上課，回家持續的鍛鍊，感受到自我控制的安定及喜悦，身心靈進入協調平穩的狀態，意外地找到放鬆和平靜。更可貴的是心境的改變，每回上課，教練分享師父的心法，字字句句都讓我點頭如搗蒜，像一支一支的箭射向我，正中靶心！師父的心法如同為我設計，引導我認清內心的糾結、固執、自私、恐懼……，領悟到是什麼樣的習性讓自己不快樂，讓自己生病，這才明白，原來這場病是一份生命的禮物！

重生的契機

剛生病時，心中感到無奈，認為自己不幸遺傳了母親的基因。練功後，透過自省，逐漸了解生病的主因不是遺傳，而是個性和習性。遺傳之説表示我們有相同的習氣，根深柢固，難以覺察，更不知如何修正。

我的個性固執又鄉愿，明明在意的事，嘴上卻説：「沒關係，就照你的方式。」表面上順從，內心卻十分不甘願。正如同師父編寫〈精靈鬼怪〉的歌詞——什麼是怪？怪你怪他從不怪己！還就別人並非真正的協調，而是壓抑。很多人説我看起來個性溫和，其實我內在十分固執。這一點就像父親一樣，他表面上開朗，總是笑得很大聲，別人看他樂觀、正向、順遂；可是私底下，父親把委屈都藏在心裡、吞到肚裡。

我跟自己過不去的導火線是公司南遷，那時高層響應「重南輕北」的政策，很多同事都不想去，公司裡醞釀著一股反抗的氛圍，尤其年輕一族，幾乎都想辦法另謀出路，每天都聽到有人想要離職，人心浮動不安。我也跟其他人一樣，偷偷跑去應徵工作，可是父母親苦勸我留在台糖，我雖不甘願，也不想忤逆他們的意思，強壓心中的怒氣搬到台南。內心如此交戰，加上體質本來就差，才會引發這場大病。

師父曾說，「百病於情，情輕病輕」，又說「情緒氾濫容易傷身」、「生病的人都有很多的情結」，這些話語給我很大的自省。師父如明燈照亮著我，讓我看到內心鬱抑糾結處，由外而內，又由內而外，來來回回，一遍又一遍地洗鍊，我的心慢慢融化，變得柔軟了，也懂得感恩了。一點點修正自己的方向，依循師父的腳步，學習為別人著想，內心逐漸滋長出相信的力量，不再徬徨無助。

透過赤裸裸的反省，我勇敢的面對自己的習性，這才看清楚那場導火線，其實是自己沒有勇氣離職轉換工作，而父母親的反對正好作為逃避及掩飾的藉口罷了，事後我還怨天尤人，終於徹底的打垮自己，慚愧！

生病的人往往只把重心放在自己身上，總是說：「等我身體好了，就可以如何、如何……」，其實這時更要走出自己，落實在為別人著想及服務上，因此我也開始到梅門參與道務及活動，學習服務其他學員。有時遇到重症患者帶著疲憊的身心、無助的眼神前來尋求幫助，我就盡情分享自己的體證，希望他們也能如我這般幸運，找到重生的契機，而在分享及付出的過程，自己的身心也神奇地得到一股提升的力量。

面對的勇氣

療養期間公司批准我留職停薪，復職後先留在台北辦事處，不久又碰到調動的機會，這一次，我沒有抗拒，心想：「哪裡跌倒，就從哪裡爬起來！」我決心面對，不再逃避，開開心心回到台南，開始新的工作，同時也到梅門台南道場報到，繼續自我鍛鍊之路。台南的師兄姐很緊密的凝聚，也常到台北親近師父，帶動著我一起精進。

自民國九十七年一月進入梅門，三年多來，我奇蹟似地沒有一日間斷過鍛鍊平甩功，這是我自出生以來，唯一自發性持之以恆落實的毅力，偶爾也曾想偷懶，但帶一點勉強開始練習後就不想停，因為舒服！

練功會有汰換——即換勁現象，像咳嗽、肩頸痠痛，腳和膝蓋痛，眼睛痠……，都曾發生，但不嚴重，很快就突破了。大約十個月後，來了一個大考驗。

有一陣子，一直覺得沒開刀那一邊的乳房搔癢不止，起初不在意，但一個月後乳暈竟然潰爛到流湯流水。曾看過乳房濕疹是乳癌症狀之一的報導，我嚇呆了！去看醫生拿類固醇回來擦，不愧號稱「美國仙丹」，擦了立即改善，不擦馬上又癢起來，醫生說擦了有改善，不一定是乳癌，要再觀察。

本來計畫去美國和母親一起過聖誕節，這下子完全沒心情，也無心上班，一通電話打到美國向母親哭訴。

「練功不是會換勁嗎？應該是換勁吧！妳先問問教練哪！」母

親三言兩語頓時把我喚醒。每天在甩手的我，心慌意亂，竟忘了這回事。心一定，腦袋馬上就清楚了，「反正我不想開刀，也不想擦類固醇！」於是加強練功。

但乳頭搔癢依舊，也仍然流湯流膿，只好每天貼紗布把它包起來。我勤奮地鍛鍊，心裡想著師父所說的：「絕症要以『絕對的正』來調整」，不再揣測「萬一……」，隨時提醒自己保持正念。練著練著，慢慢地症狀趨向和緩，八個多月後，完全改善！

我領悟到，病，是因為自己；好，也要靠自己，誠實反省，了解病因，千萬不要重蹈覆轍，也要不斷地立言，希望別人不要犯同樣的錯。其次是持之以恆調整身心，才能得到健康，得到好心情，人也會變漂亮。

梅門可貴之處，在於師父洞明弟子的問題，言教身教不斷提醒，只盼我們醒悟。師父說：「只要你們進步，我什麼都不要！」在梅門，我找到了穩定的感覺，也找到了讓自己進步的方法。我很感動師父帶著師兄姐建立了「烏托邦」，一個讓人人得以盡性立命的地方。師父心量廣大，對心胸狹隘如我者，有如當頭棒喝，喚醒我，學習把眼光放遠，把心胸放寬。

從自我鍛鍊的過程，我知道一定不要怨天尤人，因為負面的能量，正好讓壞細胞不斷地成長。我學習迎向陽光，把陰影拋在身後。一路走來，遵循著「吃素、練功、發大願」三部曲，並且相信師父、相信功法，持之以恆鍛鍊後，產生相信自己的力量，這個過程，就是自馭之道的法門啊！謝謝師父及梅門讓我瞭解生命落實的方法，讓我絕處逢生，脫胎換骨後，人生更加踏實！

李鳳山修養心法

佈施不可限量，虛空不可衡量；

善念不可度量，福德不可思量。

信之！

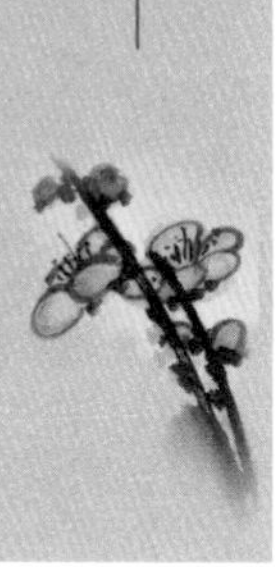

回首來時風雨無晴路

瀕臨解體的家庭走向己立立人之路

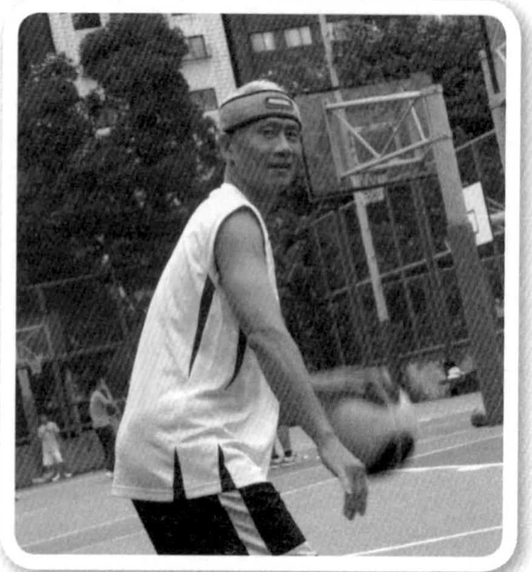

尤富鴻

職業：梅門廚藝教室主任

健康元年：九十一年起練功

練功前：

一對兒女因體弱從出生即長期服藥，太太因而患躁鬱症，媽媽意外骨折、爸爸中風；自己則因工作忙碌及家人健康頻有狀況，導致失眠、心血管疾病及膝蓋十字韌帶斷裂等，身心交瘁。

練功後：

失眠改善，血管及骨質年齡變年輕，膝蓋恢復彈性，體力更勝年輕時；帶著全家一起練功，孩子不必再吃藥，太太也變健康了。

痛苦的回憶，愈是想忘，愈是忘不了。

人人都說，年紀大了記性不好，但是那些年又是風又是雨的往事，我卻記得一清二楚的，因為刻骨銘心！

「小樓昨夜又東風，故國不堪回首月明中。」李後主國破家亡，自是不堪回首——不忍也不願回想；我可不同，我住在世內桃花源——梅門，是李鳳山師父創辦的修行團體，在這裡學習把自己照顧好，再去照顧別人，很落實地把天下人的健康，當作自己的健康來關心。

我現在身心都處於極佳狀態，但回憶往昔，竟也有「不堪回首」的感慨。一想起往日的夢魘，又像鬼魅般揮之不去，深怕自己難以超拔，就在猶豫不決時，耳邊彷彿聽到師父的開示：「不要怕面對過去，兩相對照，才知今日的可貴。」

師父和傳統氣功救了我們全家，從地獄的深淵，把我們帶進梅門，這個故事說來話長，要從我成家立業時慢慢道來。

惡夢開端

民國八十年初，我與心愛的女孩結婚了，她眼睛大嘴巴小，美麗動人，乖巧話不多，朋友們都用「一朵鮮花插在牛糞上」來形容我們的結合；不過，我可是憑本事，追了好幾年，才終於讓她和岳父岳母點頭答應。

我的工作是跑業務，喝酒應酬自然少不了，認識的人一多，三教九流，個個要能應付，雖說做生意不會過分坑矇拐騙，但實實在在的商家，大概是需要保護的稀有動物吧！所以，人在江湖，少不了練就一張嘴上功夫，偶爾在口頭上佔別人便宜，講講無傷大雅的笑話，老實說，也有那麼一絲樂在其中。

另外，我得承認自己有一些不良嗜好——抽菸、喝酒、打牌……，處在那個環境，入境隨俗嘛！而且談生意，得投其所好！那時沒想過要戒，偶爾也會打通宵，太太當然有意見，但我聽聽就撂過手，沒放在心上，身邊的朋友哪個沒有一兩樣壞習慣，俗話說的好，男人不壞，女人不愛嘛！

我以為過日子就是這樣，上班拚業務，下班喝喝小酒打打小牌，回到家，爸媽和太太等著我，談不上春風得意，卻也挺稱心如意。

我們一家過著再平常不過的生活，也吵著再平常不過的架——婆媳問題。起初，我像所有的男人一樣，以為我生命中最重要的兩個女人，會像我愛著她們一樣的愛著對方，其實不然。

太太是個很乖的女孩，我每天下班回家，她都笑臉相迎，我從沒想過白天她怎麼跟媽相處，後來她生病了，我才知道婆媳相處，時有摩擦，她會自怨自艾躲起來哭，然後擦乾淚水又強笑著等我下班！

婚後沒多久，太太就懷孕了，我還沒從新婚的喜悅中醒來，又準備要當爸爸了。爸爸，是男人最溫柔的名字，年底小女兒出生，全家開心地迎接新成員的到來。

好夢由來最易醒！小女兒三個月大時，一天清晨，我還在睡夢中，突然聽到奇怪的聲音，這聲音把我們全家驚醒。

起來看到女兒全身抽搐，口吐白沫，突如其來的景象，嚇壞了全家人，媽媽和太太束手無策，放聲大哭，我來不及多想，緊抱著小女兒送急診，經診斷是隔代遺傳的「癲癇」，醫師說必須連續吃兩年的藥。還沒有吃副食品的她，竟然就要開始吃藥了！

回到家，一時哽咽著說不出話來，全家淚眼相對，陷入愁雲慘霧中！

抱著一線希望，改看中醫，也不捨將西藥餵到她的小嘴裡，心裡想著中藥的副作用少一點吧！沒想到吃中藥後，卻更頻繁發作，迫不得已在她五個月大時，用西藥來抑制腦波過度活動，每天一顆，病情是控制了，她卻變得常常感冒發燒。

歹運連連

太太因此得了「產後憂鬱症」，我帶著兩個心愛的女子遍訪名醫，希望病治好，但總不見效，連醫師也不忍見我到處奔波，在他的建議下，我回到闊別已久的教會，盼望藉由醫藥及信仰的力量，來改善家人的病情。

八十一年媽媽摔傷右手——粉碎性骨折，開刀後，至今手還是歪的，不能提重物。屋漏偏逢連夜雨，隔年爸爸中風住院，親愛的家人接二連三出狀況，我心裡犯毛！

聽媽媽說，爸爸從小就愛吃肉，尤其是肥肉，每餐必有肉，無肉不歡。唉！難怪血壓高。出院後，爸爸開始做復健，我忙上添忙，一家五口有四人生病，別人假日忙著出遊，我則帶著家人頻繁進出醫院，身心雖然疲憊，但是全家都殷切禱告，祈求耶穌基督的救贖，讓生病的人早日恢復健康。

八十四年，小女兒的病情獲得控制，但父親及太太的情況還是不樂觀，進出急診室的次數也更頻繁。

那一陣子，太太常清晨五點多出門，到住家附近的灌溉溝渠，撿拾一籃子的蝸牛殼回來，言笑晏晏，說是貝殼，洗乾淨了要收藏！我無言以對，心中的淚快要流乾了！

眼看著她病情愈來愈嚴重，醫師卻說可以用的藥都用了，仍然不見效果，心裡琢磨著要轉換方法，死馬當活馬醫，於是請朋友介紹通靈老師幫忙。

尋找希望

「我太太有精神病！」一見到通靈老師，我劈頭就說。

「不是精神病，是無形的力量在干擾她，而且不只一個。」老師回答。

我突然想起前一陣子太太常常不分日夜都在睡覺，我出門上班她在睡，下班回來她還在睡，我忙了一整天，她躺了一整天，我和顏問她：「睡一天，不累嗎？」「我沒有睡，在開會，好多人，我坐在中間，他們都來報告事情。」她反駁我。

通靈老師說這種病不易治療，要打開她心中的結，病才可能完全好起來。他採用身心並進的療法，傳統的方式——作法、符水，也都有，漸漸地太太的病情趨於穩定，貝殼也少撿了，我終於又看到她的笑容及撒嬌可愛的容顏。

通靈老師說：「符水不能常喝，對身體不好，將來還得有更高的靈來幫忙化去，也不知道你們有沒有這樣的緣分？」他建議停藥，三個月後太太又懷孕了。

「太快了，你應該讓她休養一下。」老師責怪我，我傻笑以對。

隔年兒子出生，全家找回失去已久的歡笑聲，終於又有了新契機。

但，變化往往發生在瞬間，幸福就如電光石火，轉眼之間就消失了。這次夢醒得更快，兒子出生第八天感染金黃色葡萄球菌，高燒不退，緊急送醫，他也開始服藥，比姐姐更早，從那天起一直吃到八歲，沒有一天停過藥；因為體弱，每次發燒都併發熱痙攣，全家都不能安寧。

兒子經常發病掛急診，加上婆媳之間對孩子的管教方式不同，不久太太的憂鬱症復發，這次發作較之以往更加猛烈，兩家人都受不了，連夜送至隔離病房，醫師診斷不是憂鬱症，是更嚴重的躁鬱症，我不禁暗暗叫苦，不是已經好了嗎？怎麼又來了？

萬般無奈，再度造訪通靈老師，老師說已盡全力，只能勉力再試；既無把握，符咒水又不能長期服用，於是又開始四處打聽名醫，服用新藥來控制病情。但不管多貴的藥，太太的病依舊時好時壞，我則終日提心吊膽，忐忑不安，假日就帶著她奔走拜訪其他的通靈老師，尋求生機。

一天清晨，睡眼矇矓還沒全醒，聽見太太在啜泣，心裡納悶轉過頭去看看，卻見她拿著刀在割腕，大驚，急忙奪下刀子，所幸她是用刀背比畫，沒有受傷，不然又得跑急診了。

自身難保

長期煎熬，我心力交瘁，八十八年，開始感到不對勁，晚上難以入眠，躺在床上一直瞪著天花板，直到天色迷濛聽得鄰居的雞叫了，才勉強闔眼，七點又得起床準備上班！夜裡未能休息，白天精神不繼，神色憔悴不堪，別人都直接把我的年齡加十歲！

於是，安排到醫院做全身檢查。七天後看報告，醫師說：「年輕人，你以後不能再做激烈運動了，因為你心肌擴大，血管也鬆弛。肺部有一公分白化，需要進一步做切片檢查，左膝前十字韌帶斷裂，要做關節鏡手術，胸部一顆小腫瘤要開刀取出。」

他說得輕描淡寫，我卻如五雷轟頂，全家都靠我在撐，我怎能倒下呢？

回到家沒有對家人訴說病情，說了也沒用，徒增煩惱。我像男子漢一樣，獨飲這杯苦酒！

我怕開刀，不敢做切片，腫瘤手術就更別提了，倒是膝關節的部分，考量自己跑業務和打球的需要，再者，醫師也說是小手術，於是到門診掛號治療。

當天，我走進候診間，遇到一個人也在等，我們攀談起來，他問我來幹嘛？我說來做關節鏡小手術，他說那可不是小手術，做不好會有後遺症，他一直說醫師騙人；他言之鑿鑿，我嚇得落荒而逃。多年後，我靠氣功練好了膝蓋，才知道那次遇到貴人。

身體問題那麼多，既不開刀也不切片，當然也不能置之不理，於是改看中醫熬藥吃，晚上睡不著就吃安眠藥，我在公司負責業務，工作繁重，還要操煩家人的病，長期依賴肝藥、心臟病藥和安眠藥支撐，一天三、四種藥間隔著吃，病情卻始終無法改善，最瘦時只剩六十一公斤，整天無精打采。還不到四十歲的我，形容枯槁，腰痠背痛，已被折磨到不成人形了！

每每想到如此不堪的處境，我都怨天尤人，好幾次開車在高速公路上，都有一股衝動想自我了斷，可是一想到兩個孩子不能沒有爸爸，一股不服輸、不相信醫不好的信念，支持著我繼續走下去。

太太的病始終不穩定，九十一年三月醫師建議轉換環境，對躁鬱症有幫助，通靈老師認為沒必要。但我身心俱疲，只能走一步算一步，帶著太太及兩個孩子搬到新家。

我是獨子，卻搬離住家，父親深深自責，年底就往生了，查不出病因，他可能是不想活了！醫生提醒，躁鬱症病人有自殺的傾向，我回答說，豈止是病人，就連家人都想自殺！我始終覺得愧對父親，沒能讓親人健康，讓他們和睦相處，我自怨自艾，大概也有憂鬱症了！

心裡常常想這是一場惡夢吧！日本作家阿保美代筆下有一隻吃惡夢的小獸，牠發現愈可怕的夢愈美味，於是牠肚子餓時，就盼望人們做惡夢，牠恨自己產生這樣的欲望，尤其不可以希望孩子做惡夢呀！牠厭倦了吃惡夢的任務，牠哭泣了……。我虔誠祈求，請牠來吃我這最高級的惡夢。是不是牠怠於執行任務了？所以我的惡夢似乎永遠醒不來！我的邀請函要寄到哪裡？天涯或是海角？

身心汰換

九十一年底客户送我《李鳳山練功秘笈》，李師父對人生、對萬物的看法，與眾不同，還有書裡的功法，深深吸引我，於是起手練功。我怕練錯，逐字推敲，每天練一、兩個小時，才過了一個禮拜，很訝異，我竟然不必吃安眠藥即可入睡！於是我把其他的藥也收起來，心想最好不要吃了，可是不敢丟掉，一來肝病的藥很貴，二來不確定能維持多久，以前試過好多方法，都是起初有效，二到三個月就碰到瓶頸，像全身冰冷的老毛病，初吃中藥時也好轉，但半年後就不管用，好像前後吃的是不同的藥，擔心氣功也有同樣的情形，我信心還不足。

我繼續練著書上的功法，每天都能一覺到天亮，三個月後，我意識到有救了，信心滿滿地將所有的藥丟到垃圾桶，菸也抽得少了、飲食也變清淡了，因為李師父的功法有神效，他的話一定要聽。

練功前半年，身心進步一日千里，我恢復奕奕神采，也恢復自信，彷彿十年前的我，不亦快哉！但正暗自慶幸時，突然有一天全身痠痛，無法起床，我擔心錯練功法，搞得走火入魔，趕緊又拿起教科書逐字研讀，連呼吸順序也一一核對，確定沒錯，心中一定，一邊休息，一邊調養。四天後，突然就好了，回復完美的狀態，船過水無痕！

十天後，同樣的情形又來一次，這回可學乖了，我想書是李師父寫的，他一定知道我遇到什麼問題，於是打電話到梅門道場，教練先誇獎我練得很好——後來才知道這是梅門的習慣，接著說這是「換勁」——排毒的過程，提醒我注意事項，我覺得受用也得到鼓勵，於是報名上課，正式入門練功。

身體長久累積許多問題，歷經數次換勁，像每逢過年時全身冰冷的毛病，只要氣溫一降，就連著三天舉步維艱，全身發抖，即使泡在熱水裡還是覺得冷，每回都是年初二發作，太太抱怨要回娘家我就躺平，她損我：「不是在練氣功嗎？」這樣子排濕寒之氣，排了好幾年。

說也奇怪，平常我生龍活虎、幹勁十足，一換勁就要死不活，有如天壤之別；第一次換勁，因為沒體力去醫院，突然就好了，莫名所以；小換勁也不斷——一直流鼻水，教練問：「以前常感冒？」「當然，一年感冒好幾百天，看醫師不是看假的！」

教練說：「師父說十年的病，練五年可能會好，造化已經很慈悲了，這是我們自作自受，你以前熬夜打牌、抽菸、喝酒、嚼檳榔……，糟蹋身體，現在面對的時候到了。」

他冷靜的分析，我也只能面對再面對，反省再反省，身體就是這麼糟糕，要練到排乾淨為止。於是，我豁出去了，不再多想，專心練功。打從我練功後所得到的改善已不勝枚舉，這些換勁實在不算什麼，何況兩個孩子也一起來練功，身體都比以前好很多，我想阿保美代的小獸已經找到我了！

調整飲食

歷經多次換勁，教練說練功加上素食，關卡才過得去。說來好笑，練功以前我反對素食，與一貫道的朋友辯論到三更半夜，搞到他覺得我孺子不可教也！所以現在要改變飲食，還有面子問題。

但就這麼巧，正好聽到師父開示說：「把自己當作癌末病人吧！」師父並不指名道姓，我卻覺得像是特別講給我聽的！「對呀，都快死了，還罣礙什麼呢？而且如果不習慣，再改回來就好啦！」我帶著浪子的心態，心中只是希望換勁趕快過去，並非發自內心的慈悲。

公司附近有好幾家素食館，一天換一家，一個禮拜就打發了。既然答應了教練，我就信守承諾。素食一段時日後，一天踏進公司，感覺怪味撲鼻，「公司怎麼臭臭的？」我負責公司的業務，平常講話就比較囂張，不大管別人的感受，「沒有啊！」「不會啊！」同事淡淡地回應後，就不再理會，因為他們真的不覺得！

第二天，「還是臭，叫人來打掃、消毒一下！」「你吃素、你練功，只有你香、你清高！」女同事們一個禮拜不跟我講話，這下，我可得罪她們了。

師父知道了，告訴我說：「吃素和練功，身體乾淨了，也變敏銳了。」的確！後知後覺總比不知不覺好哇！「以前不知道，不曉得要調節，記得不要老待在辦公室，要出來走一走、透透氣！」師父藹然開導，只教我們學習自我調整，並不批判別人，我內心動了一下，有點慚愧。

在家裡也遇到相同的困擾，一天回家，迎面一股怪怪的味道，

「咦！什麼味道這麼難聞？」「什麼難聞？是你最愛吃的燉排骨和紅燒肉。」媽媽白我一眼。我大吃一驚，燉排骨是這個味兒？

在公司與家裡，度過一段飲食磨合期，同事慢慢了解到素食有益健康，也願意選擇較清淡的飲食；兩個孩子也在接受兒童武學訓練後，自動素食，我快要沒有惡夢給美代的小獸吃了。

飲食調整後，身心更進步，人生充滿希望，客户都很訝異，我神采飛揚，做事帶勁兒。以前戲稱太太是「鮮花插在牛糞上」的友人，現在改口說我們「郎才女貌」，我得意地笑了。

學習付出

我練功得到莫大的好處，於是也熱衷於梅門各項活動，同時鼓勵同門師兄姐共襄盛舉；下課後不再第一個衝出道場抽煙，而是熱情地與教練互動，報告近況，每週三、五從台南開車到高雄道場當義工，我付出時間，得到寶貴的經驗，聽到師父的心法，我的身體越來越好，同事也開始正視梅門氣功的好處。

可是回到家，太太的病仍讓我一籌莫展，她沒有意願練功，我不知道如何幫她；不過，兩個孩子卻大有進步，他們從小吃藥長大，容易感冒，在練功後，原本健保卡看到k卡的小兒子，竟然一年只就醫兩次，女兒也幾乎不看醫生了，每天晚上，我們全家都一起團練，除了太太以外！

在平甩普傳大會後，與師父互動，師父知道我的情況慢慢變好，對我說：「因為你到梅門擔任義工，幫助了別人，所以你的家人也得到了幫助。」我將這話謹記在心，但看著太太，心還是沉到谷底，她還沒有得到幫助。

教練說：「你要發願。」

「發什麼願？」我不解地看著教練。

「發利益眾生的願！」

那年農曆年底參加梅門的聚餐，我看著即之也溫的師父，孺慕之情油然而生，好想親近師父，像全職的師兄姐一樣，陪伴在師父左右，但我的工作怎麼辦？我的家人怎麼辦？

聚餐時，大家紛紛報告自己練功情形和身心的成長，師父時而嘉勉，時而點撥，輪到我時，我說：「我還沒有辦法把身口意交給師父，所以就把新台幣交給師父。」師父和大家都大笑起來，我量力捐了十萬元，師父收到的捐款都拿來買道場的設備，設備是給大家用的，師父從來沒用過。

全心護持

回想以前全家都是藥罐子，最慘時，我一個晚上要跑兩家醫院，看兩個病人，兩個都是親愛的家人，不是老爸就是老媽，要不就是兒子。我的生活裡只有「痛苦」兩個字，上班拚賺錢，賺的錢又轉手交給醫院，還輸掉自己和家人的健康！

我痛過也苦過，當看懂師父在做什麼時，我辭去經理的工作，來到梅門發願當全職義工，老闆和同事都罵我：「你瘋了，再過五年就可以領到退休金了！」我沒瘋，師父救了我的家庭，也一樣能救別的家庭，而且師父力能濟世，永不放棄的精神，讓我感動萬分。我不是有很多學問的人，也不是會賺很多錢的人，只是一個知道報答恩情的人。

師父常問我們：「是救人重要？還是賺錢重要？」如果師父

還在等待、躊躇，我們全家就還在苦海裡煎熬，師父無私地將自己奉獻給世人，我懂，我懂，我要護持！

小兒子跟著我住進台北道場，他原本體弱多病，注意力不集中，現在師父栽培他，師兄姐共同教導他，他愈來愈進步，武學基礎紮根。一年道場在台南中山公園舉辦「全民健康甩」大型活動，有國樂和各項表演，他被甄選為小演員之一，表演活力無限的甩手舞及傳統拳法，觀眾給予熱烈的掌聲，台南識得他的師兄姐大為驚異，誇說像換了個人似的，我老實回答：「幸好帶他來道場，不然就被我糟蹋了。」因為師父遠比為人父母的我，更了解如何教育孩子。

而原本對氣功有偏見的太太，在見到我們的改變後，也開始練平甩功了，她先是躲著練，但沒關係，只要肯練，就會改變，我也是這樣走過來的。果不其然，兩個月後她很高興地說，她練平甩功，肌鍵炎好了，不用再貼膏藥、針灸了！

看到她睽違已久的笑容，內心十分喜悅，說服她到道場練功，正式成為師父的學生。一年後，她的狀況越趨穩定，考慮停藥，但又擔心情緒會不穩，和教練討論後，決定慢慢減量，三個月後，完全不用吃藥了，練功加上吃素，她的氣色越加紅潤，生機盎然！

獲得恩典

持續不輟的鍛鍊，我的身體愈來愈好，自忖彈性更佳，體力更勝年輕時，於是重回球場，縱橫於年輕人之間，能跑能跳，甚至全場都休息了，我還意猶未盡繼續奔馳，一起打球的師大學生不得不服，據說我打球的雄姿被貼上網哩！

有一次不小心撞到一個學生，力道不大，我以為沒事兒，沒想到他卻倒在地上起不來，趕緊扶他起來，一問才知道他以前受傷做過關節鏡手術，從此膝蓋容易受傷。我很慶幸當年從醫院落跑，但如果沒有師父的功法和心法，我也不可能從被判定「不能再跑了，連快走也不行」的慘況，回復如今的體能。

肝的問題，九十七年參與國立護理學院的一個研究計畫——「練功的人與一般人有何不同？」測試時我先敘明病史，工作人員一一詳實紀錄，接著貼線測量數值，測量完畢，他驚訝地問：「你真的有那麼多病嗎？」他一邊判讀一邊說：「你的血管彈性只有三十歲，骨質密度也是三十歲。」那年，我四十七歲！

以前手臂的血管浮凸，驗血不必紮彈性帶，直接抽取，很方便。練功後有一次要抽血，熟識的檢驗師準備好針筒後，突然詫異地抬頭問我：「你的血管呢？」我比他更驚訝，血管已斂隱在有光澤的皮膚下！

以前一早醒來，就盤算著今天要吃什麼藥？什麼藥沒了？要去哪裡抓藥？什麼時候熬？什麼時候吃？如今在梅門，每天對不同的人分享親身經驗，學習立言，為人服務。我們歷經過無情風雨，如今雨過天青，乾坤朗朗。

但修行之路遙，儘管日有所進，仍有不同的功課要做，以前性子急，常常得罪人而不知，現在學習改正操之過急的脾氣；以前為了生活忍氣吞聲，與人相處客氣長存，陪打球只為談生意，並非真心，也沒有真感情。

「我以前靠嘴巴吃飯，來了梅門卻發現自己不會講話。」我向師父告白。

「講真心話很難。」師父藹然回答，清楚的直接點出我的問題。

我改正言不由衷的毛病，學習多讚美別人，也不再自我調侃：「我姓尤，所以油嘴滑舌嘛。」之類的冷笑話。

我辭職後，數次回去向老董事長募款不成。但我愈是跟著師父，愈是覺得董事長待我不薄，於是特地回去由衷地感謝他，他立即知道我改變了，當場捐了一筆錢給師父。

我七歲進了教會，慶幸經過宗教的啓蒙教育，順利度過青澀的歲月，婚後因為太太的病，我帶著家人回到教會，誠心的祈禱，在耶穌基督的帶領下，找到梅門，透過功法的鍛鍊，全家人遠離病痛的侵襲。進而發現梅門是一個真正落實基督博愛、公義、濟世、救人，偉大情操的團體，而且不分彼此，大家齊心努力。何其有幸，在師父的引導之下，我不再怨天尤人，不再憤世嫉俗，學習把握當下，做該做的事，只因為我們跟師父有約——創造一個大同世界。

我們跟著師父學習無私奉獻，透過己立立人的過程，自己的身心得到十足的成長！我知道，我在一個耶穌基督應允，真正公義的團體當終身義工，這個地方就是梅門！

李鳳山修養心法

虛偽莫若實、妄想莫若常、
煩躁莫若清、偏邪莫若善。
慎之！

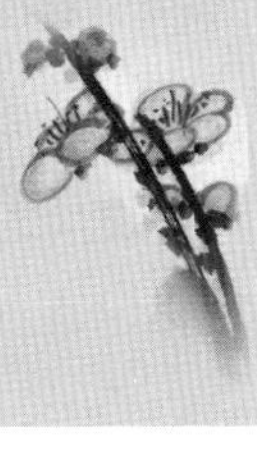

塵埃落盡去無明

一位大學教授的身心轉變

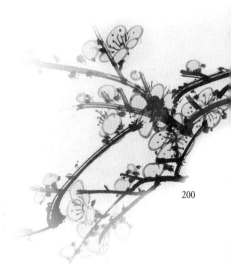

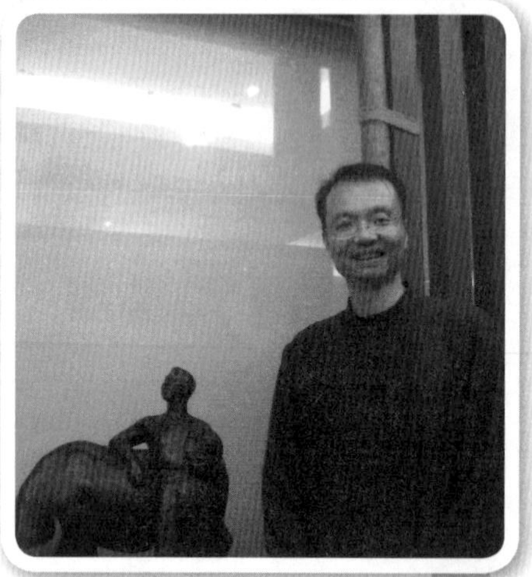

何昌明

職業：大學物理系助理教授
健康元年：九十五年起練功
練功前：
工作壓力大，心情鬱悶，因胃潰瘍而焦慮、恐慌、失眠，身心瀕臨崩潰。
練功後：
睡眠及腸胃改善，不再依賴藥物，把心打開，學習生活各個層面，期許做一個不受限制的人。

我是一個充滿熱情的人，不管是對人、對事或對物，我都很想深入了解；從小，我就熱衷於追尋所有現象的道理，我覺得，什麼事情都應該有一個答案；為了得到答案，更顯得個性執著一意，只要設定了目標，就傾注全力，心無旁騖地追求到底。

人生以讀書為目的

我的父親是一位美術老師，為了養家，他日夜都到學校教書，在家的時間並不多，母親雖然在家，也不怎麼管我；小孩就我跟弟弟兩個，我們不常湊在一起，經常我讀我的書，他做他的事。

在父母親的眼中，孩子的主要任務就是把書讀好。從小，我所知的人生目標就是「讀書」，沒想過其他的可能性。小學時，我不愛讀教科書，所以成績只是中上的水平而已。到了國中，父親擔心我的數理不夠好，請一位師大物理系畢業的同事擔任我的家教。老師家中有一大櫃子的物理書籍，任我翻閱，我對事理的窮究終於有了出口。

我經常好高騖遠地提出原子物理學的問題，問個沒完沒了，老師都不厭其煩地回答，許多我當時認知範圍內不可解的問題，一一得到答案；從此，我愛上物理學，因為它提供許多方法，讓我理解宇宙中的各種現象。

國中時，還有一位對我影響深遠的老師，他是我的導師，也是同學口中的「地下訓導主任」，因為他只要聽說學校裡有欺負人或鬧事的情況，就會仗義出面整肅壞蛋。我自認自己不是什麼出色人物，所以特別欽佩老師行俠仗義的作風，暗地裡渴望變得跟老師一樣，對於老師所教導的英文，也讀得特別認真。

就讀高中時，住在外面沒人管，整天跟同學混來混去，經歷一個還沒開始就結束的戀愛，心情墜落谷底，無心唸書。結果大學聯考慘遭滑鐵盧。「這下子該怎麼辦？」我問自己。

我只有一條路

在我的思維裡，「讀書」是人生唯一的路，重考是唯一的選擇，而且我只能考上，不能失敗！

「我只有一條路！」

這句話時時浮現在腦海裡，形成一股龐大的壓力，壓得我喘不過氣來，白天焦慮不安，晚上難以入眠，但以為是考試的壓力，沒有想過要尋求協助；後來天天睡不著覺，開始出現幻聽，整個人瘦了一圈，母親這才發覺事態嚴重，帶著我四處求神問佛，但也沒有什麼效果。我幾乎是苦撐著直到大學聯考結束。

也許是年紀輕，恢復力強，當外在壓力解除，這種種現象就慢慢消失了，因此我根本沒放在心上。

大學如願以償考上物理系，我對物理的熱情終於得以盡情燃燒！我知道我的能力不算強，但我有超強的動機，全班同學幾乎只有我是以研究物理為終身志向，我設定的未來就是成為一位大學物理教授；目標既定，於是全力以赴，每天埋首書堆，不跟同學混，不交女朋友，也不參加社團，生活裡唯有「讀書」！

大學畢業，服完兵役，回母校擔任助教，開始準備出國留學，兩年後順利申請到英國牛津大學，直接攻讀理論物理的博士學位。四年期間，見識到世界頂尖物理學家嚴謹的治學方式，也與來自世界各地的年輕學者成為好友，沉浸在探索未知的領域，感覺十分愉快！

完成博士學位，為了讓履歷更完整，我轉赴日本東京大學進行博士後研究，一年半後，返國任職於國科會，期間曾與全球知名的諾貝爾物理獎得主進行研究，從這些世界級的大師身上，看到他們對於客觀道理的追求，已培養出修行者的風範，也逐漸領悟到，物理研究就像修行，必須不厭其煩，回到原點，化繁為簡，從零開始。

二〇〇三年，我再次回到母校任職，並且達成設定的目標——成為一位大學物理教授。

壓力蜂擁而至

剛開始教書時，很希望將我對物理的熱情感染給學生，期許他們主動追求知識，但學生的反應不如預期，於是我開更多的讀書清單，積極推動他們研究學問，沒想到學生更怕跟我討論學業，形成了惡性循環。這種情形，也讓我感到挫折，好像滿腔熱情倒進一個無底洞，起不了任何作用。

而大學教授除了教學，還有更大的壓力——同儕之間互相比較研究成果，雖然我並不以升等為目標，但周圍的人都在研究上力求表現，身處其中，我也不想落於人後，於是幾乎所有的精神都耗費在提計畫、寫報告、出國開會這些事情上。

有時為了一個題目日夜思索，回到家也心不在焉。妻子常說我自私，只在乎自己想做什麼，對家人不關心，對孩子沒耐心。面對妻子的怨言，我不知道該如何處理，只好投注更多時間在學校，轉移注意力。

但研究工作並非一帆風順，當偶爾為提案過程繁瑣而不悅時，我不禁問自己：「研究物理是為了追求事物的真相，窮通宇宙的奧祕，怎麼爬得愈高，路卻愈窄，處理的盡是瑣碎細節？」

儘管內心在吶喊，但我從來就不是勇於突破常規的人，日子還是按照別人的遊戲規則在走。有時想到國中導師，想到他行俠仗義的風範，感覺自己竟然如此身不由己，連為自己仗義執言都做不到，非常鬱悶。

就這樣捱了三年。

有一天，同事提醒我該注意愈來愈瘦的身體。我其實知道自己瘦得很不尋常，但帶著鴕鳥心態，總覺得只要故意不理會，它就不成為問題。經同事提醒，我好像突然從外太空被拉回地球，不得不去面對現實。不敢想，但又禁不住想：「會不會得了癌症？」念頭一起，胃部開始隱隱絞痛，嚇得我渾身冒冷汗。

再次經歷恐慌

無邊無際的恐懼襲擊而來，好像回到重考的那一年，壓力大到無法睡覺，一個人躲在黑暗中，絞痛在啃噬著我的胃，不知如何是好，感覺人生的道路已經斷了。

我不希望家人擔心，但焦慮表露於外，更難相處；妻子、孩子不知道怎麼幫我，隔閡愈深，一家人竟連話都說不上了。雖然感到悲哀，但此時的我，也無力顧及他們的心情。

因為自己曾是肝炎帶原者，很擔心肝有病變，但跑了好幾家診所，吃了不少藥，腹部總是感覺不舒服。後來找到一位熟識的醫師，他診斷之後，建議照胃鏡。當時我的精神狀態，已經到達草木皆兵的地步，一聽到照胃鏡，就覺得自己八成是得了不治之症，我的世界完蛋了！

胡思亂想淹沒我的理性思維，等待結果的兩週有如一世紀，白天我躲在學校裝忙，夜晚則睜著眼睛到天明。我是牛津大學畢業的物理教授，知道許多事情的答案，可是此時，我完全不知道翻開底牌後，身體會得到什麼答案。恐慌沒有道理可循，也沒有方法控制，我不得不開始吃安眠藥，天天昏昏沉沉。

檢查報告出來時，醫師很輕鬆地說：「只是潰瘍，小事！」我鬆了一口氣，很積極地配合吃藥，覺得終於找到解決的方法。但是經過一個月，胃的不舒服沒有改善。習慣邏輯思考的我又開始推理：「治潰瘍的藥無效，可能是醫生檢查不夠詳細，是不是有更大的問題？」

我再次感到恐慌，而且更嚴重。跑去看醫生，醫生說：「不是什麼大問題，別擔心！」跑去問同事，同事安慰我：「放輕鬆，不要緊張！」

但是我沒辦法不緊張。這時我的體重更加急速下降，身高一百八十公分的我只剩下五十幾公斤。愈瘦我愈緊張，每天早上起床，我都急著想知道：「我今天有多重？」到後來，生活一團慌亂，完全失控，不知道下一秒鐘自己要做什麼事情。

這時，我只是想要一個答案！

重寫人生的公式

一位好朋友看我被一個莫須有的病搞得快精神崩潰，送我一本書，我慌到連書都看不清楚，看了幾次，才注意到有一段話提到「李鳳山師父的平甩功救了我」，心想，自己差不多是匹「死馬」，說不定還有機會得救，變成一匹「活馬」，於是開始到梅門練功。

教練一開始就鼓勵大家練「百日功」，也就是每天練習平甩功半小時，三個月不可間斷。但我自作聰明，平均分配早中晚各練十分鐘，一天湊足三十分鐘。即使如此不聽話，我還是很快就感受到平甩功的效用了。

將近半年沒有睡好，當有一天我練功練到睡著，一覺醒來竟然天已大亮，內心的喜悅無法描述，我終於可以睡著了！

我覺得「平甩功」可能就是我的答案！於是發揮研究物理的精神，天天記錄身體的狀況——每天如廁幾次、體重幾公斤，都記得很詳細，感覺對身體的掌握慢慢恢復了。更重要的是，因為做筆記也順便記錄心情的變化，一邊寫，好像一邊跟自己聊天，跟師父聊天，聊著、聊著，把心慌都聊完了，慢慢感覺到心安。

練功大約一個月，有一天晚餐後，肚子突然一陣絞痛，我衝進廁所狂拉。再三推敲，認為應該是鱈魚惹的禍，但家人吃了都沒事，而且這次的腹瀉跟以往不同，排出來之後肚子就完全不痛了，身體不覺得虛弱，反而感覺很輕鬆。教練知道了，微微一笑說：「昌明師兄，你的身體不要鱈魚，所以直接排掉了，請你以後別再浪費錢了！」

為了求證，隔週我又買來吃，結果還是腹瀉，也是如廁後就好了。從此，我開始素食。

練功不但改變我的飲食習慣，也幫助我不再依賴藥物。以前我很害怕生病，只要身體有狀況，一定趕緊去看醫生、吃藥，完全沒想過有其他方法。練功再加上吃素，對身心的狀態更有把握，碰到有狀況時，起初還會跑醫院，但是拿了藥先不吃，加強練功後再看狀況，一段時間後，發現只要好好鍛鍊，果然不需要藥物也能復原，於是對功法及自己更有信心。

從前，在我的世界裡，事情都有一定的公式，但是練功打破這個模式，許多自己認為做不到的事情，竟然一件一件都做到了。

當我心裡還有不安的時候，我就想著師父的話。師父說，「呼吸是風心似海」，我就告訴自己，把自己的呼吸化成粉末，變輕、再輕……。我每天讀師父的文章，讀得很熟。即使在家練功，也按照道場上課的節奏，練功、靜坐、讀師父的書，感覺愈來愈穩定。

從前因為不能駕馭身體而產生極大的恐慌，恐慌又加重病情，於是又更加恐懼，變成惡性循環。師父說：「人生要學習三放：放鬆、放心、放下。」在梅門，我確信自己有能力修復身體，不能掌控的就學習放下，兩相配合，原本容易慌亂的心慢慢沉澱了。

感謝師父將我從崩潰邊緣拉回來，我的人生不但沒有黑暗地結束，更開啓了光亮的未來。

成為一個不受限制的人

透過師父的開示及功法鍛鍊，感性的我逐漸浮上檯面。我開始來道場當義工。

起初先幫忙整理師父上廣播電臺的錄音資料，每集短短幾分鐘，或談時事，或論人性，師父每每直指人心，隨處教化，讓我在教練的分享和師父的書之外，又多了另一件認識修行的工具。

整理影片之餘，也參與梅門賞廳的活動。師父創辦梅門，指導大家在「食、衣、住、行、育、樂」各方面都講究養生，賞廳辦理藝術展覽，兼具知性與感性。我從小熱衷學習，原本不懂的，懂了！原本不會的，會了！都讓我樂在其中。而賞廳每三個月就換展，包羅各行各業的精英及其心血結晶的作品，從學習策展到辦理延伸的人文講座，探觸到不同的領域，我如魚得水，十分歡喜。

除了知性的活動，我也參與排班，學習接待與服務別人，在人際溝通上磨練自己。做的事情愈多，身心的感覺愈好。子曰：「君子不器」，我不再只鑽研專業，而是學習生活各個層面以修養自己，讓自己不受限制。

師父說：「憂鬱症的人是想自己太多。」我反省自己，長久以來鎖在自我設定的人生目標，原本是一條康莊大道，卻愈走愈狹隘，工作大多是一個人做，與團體極少互動，跟學生也是單向教導，空有熱情無處發展。師父喚醒我的本性，提升我的良善。以前的不平衡和憂慮，不知道什麼時候，自然而然消散了！

師父說：「低頭做事，可以累積德行；與人溝通，可以增長智慧！」練功前的我工作認真，對預定目標十分堅持，若其中有任何一個環節不如預期，便產生焦慮，形成壓力；有時為了避免壓力，乾脆完全撤守，一意孤行，不顧他人。現在我學習溝通，為人著想，該放下的時候就放下。據說學生形容我：「從前老師開戰車，現在改騎腳踏車！」

單騎上路，更加暢然適意。我希望更新自己，不再逃避，想到就說，說到就做，成為身心一致的人。

物理的究竟

我因為身心出了狀況，藉由練氣，實際認識身體的改善工程，進而了解氣的本質、修行的道理。經由親身體證，我了解到師父所說：「玄學是現代科學無法解釋的科學。」從物理探討的領域，我看到了人生的另一條道路。愈來愈明瞭學習物理的目的，就是讓自己變成一個明白道理的人！

幾年下來，我改變很多。現在不管在練功或是待人處事上，我不再汲汲於追求到達什麼程度，只求盡力，不再問結果，行不通就放下。但往往事緩則圓，最後發現事事順利，不執著反而能突破困境。對學生，以前只在專業上要求，現在抓到機會就教待人接物的基本禮節，從前我只是個業師，現在學習當人師。

我深深體認到今生能跟著李鳳山師父修養身心，是莫大福氣。若問我現在還想要什麼？我會說：我要的就是「不想要」！惟願塵埃落盡，擺脱束縛，去除無明！

李鳳山修養心法

滅自我如滅罪，回眾生如回家；誦功德如誦經，度有情如度己。行之！

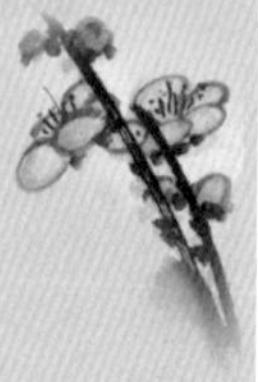

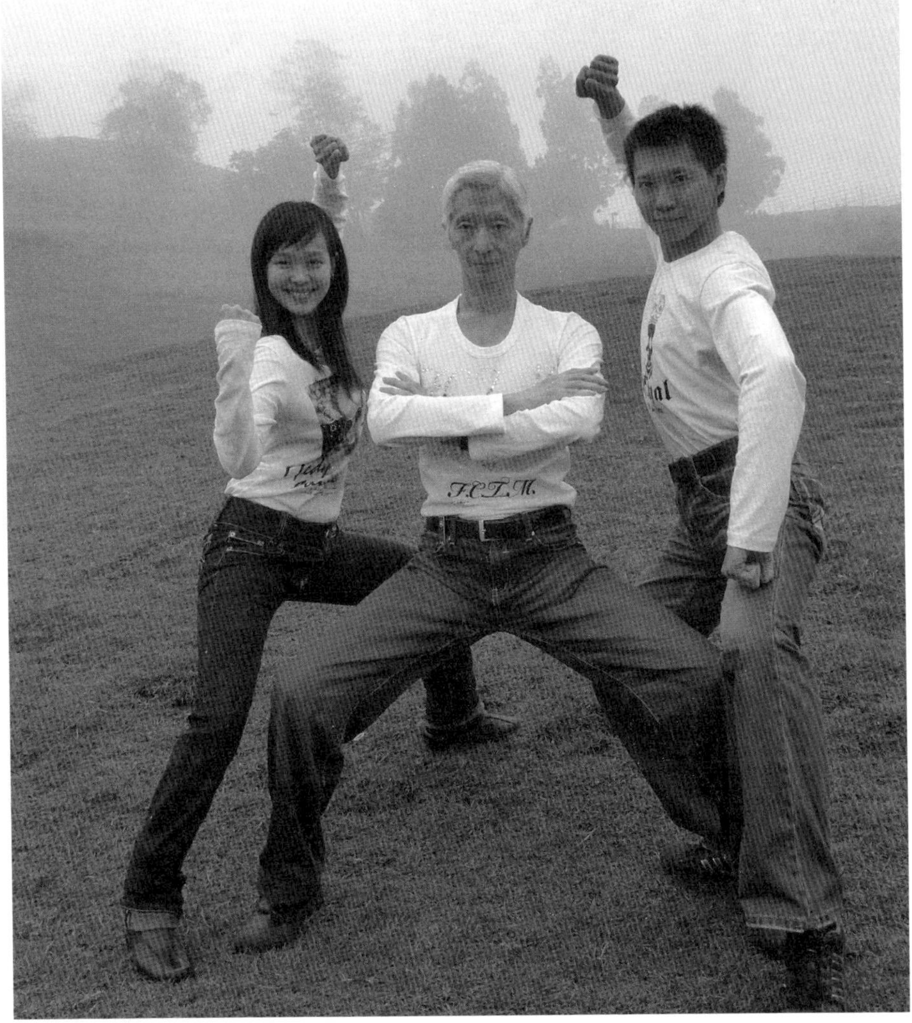

以覺醒勇闖人生的魔幻森林

先天性氣喘和異位性皮膚炎患者的希望

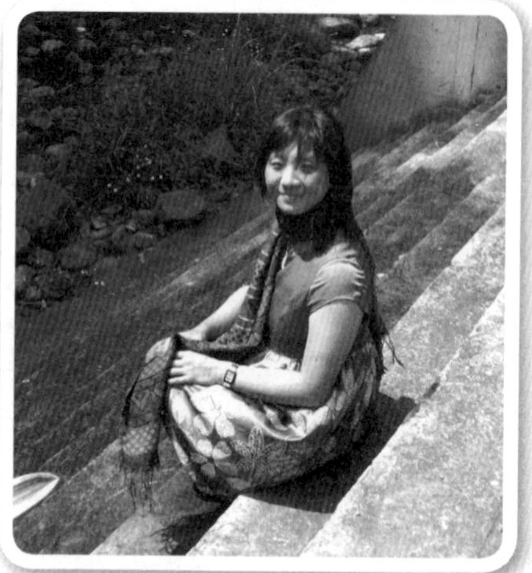

李秋慧

職業：梅門賞廳策展專員

健康元年：九十六年起練功

練功前：

先天性氣喘、過敏和異位性皮膚炎，從小吃飯配藥，身體病況不斷，缺乏自信，習慣逃避人群。

練功後：

氣喘、過敏和異位性皮膚炎症狀改善，心胸逐漸開朗，懂得檢視內心，生活找到著力點，所有的矛盾與浮動不安一一消解。

每個人心中都有座魔幻森林，那是我們這輩子必須學習的功課，一般人深陷其中而不自知。除非有幸遇見明師指路，引領我們突破重重關卡……

永遠不會好的病

從小，爸媽沒讓我過上苦日子，但我內心總覺得苦，總感到迷失。這種陰霾藏在我天生帶來的根性，揮之不去，就像我的病一樣，連醫生都說永遠不會好……

出生在小康家庭的我，生活無虞，爸媽為了栽培我，讓我學音樂、英文等才藝，我也算用功，從小學到大學，課業、社團、交友等各方面，至少沒讓父母操過心。我想，唯一讓他們遺憾的，就是我的身體吧！爸媽不厭其煩地帶我遍尋中西名醫，為的就是想治好我先天的氣喘、過敏跟異位性皮膚炎。

要說起「藥罐子」，那我當之無愧 。別的小孩飯後吃甜點，我是每餐飯後都得吃藥，而且常常換口味，遍嚐西醫的藥丸、膠囊、藥水及中醫的藥湯、藥粉；另外，施用各種過敏針、類固醇和呼吸道擴張劑，更是家常便飯。到現在，吃藥吃到吐的畫面及感受，依然讓我餘悸猶存。

這種病最厲害的地方在於它不只讓身體潰爛，更能擊潰一個人的自信。當皮膚病發作，別人投向你總是驚懼、嫌惡、避之唯恐不及的目光，別說自信了，就連一個人活著的尊嚴都沒有了。久而久之，我養成了逃避人群的習慣，雖然繼續參加各種社團，但總是特立獨行，不輕易與人深交，封閉自己是安全的，不會被人看穿，也不會再看到那些嫌惡的眼神。

每遇到一個新的醫生，我都會重新問一次：到底我的病是否有治癒的可能？我歸納出所有的答案：西醫說這是體質問題，只能控制無法根治；中醫說要長期靠藥物調理。這些答案對我來說都是無解，一方面我感到絕望、無所適從，想到可能得一輩子依賴藥物存活，實在心有不甘；另一方面，我內心也掙扎著，不想就這樣被宣判死刑，相信上天會給生命一條出路，就連我這種人也不例外。

大學期間，除課業外，我用球隊及社團填滿我每天的行程，生活忙碌又充實，但各式各樣的壓力接踵而至，一直到了大三，因為長期累積疲勞及類固醇的副作用，不只身體病號不斷，心靈更是疲憊不堪，心力交瘁之下，對於生命的疑惑始終難解，好像一切都是我要的，也都不是我要的，心靈深處破了一個大洞，缺少了某種難以言喻卻又極端重要的東西，無法只用忙碌來填補，對生活積極的動力一點一滴的流失。

找到生命的寄託

回想起多年前，有一次因為好玩，跟著同學去算命，算命師告誡我：「你要修行，或至少要多做公益。」當時半信半疑，也沒放在心上；多年後回想起，才恍然大悟，原來我與梅門的修行緣分，是上天最美好的安排。

在母親的引領下，我加入了梅門，想給自己一個改變的機會，不再依賴任何藥物。經由練氣，開始學習往內訴求，檢視自我，當靜下心來獨處，才逐漸發現原來我習慣逃避的不是人群，而是自己，過去從未嘗試和自己協調，從來沒有好好地跟自己的身心相處，因此才會在課業、待人處事上看似順利，內在卻處處舉步維艱，太想要與外在的環境協調、太在意別人的評價，卻忘記自己這個主體才是最重要的根本，要先調整自己，才有與別人或環境對話的可能。

經過氣功的洗禮之後，不但我的氣喘、過敏和異位性皮膚炎症狀大大改善，我的心也逐漸開朗，習以為常的緊張感去除了，放鬆下來，生活因而找到最重要的著力點，所有的矛盾與浮動不安一一消解，也發現自己更能以同理心待人，更願意自發性的幫助別人，這是練功前完全意想不到的效果。

感謝上天，讓我在窮途末路時找到了梅門，為了回饋師父給了我一個全新的自己，練功半年便開始擔任義工的工作：當小老師時，我學習師父如何將武學及品格教育融入孩子的生活；當接待時，我學會如何與人互動分享，無形中拉近了與別人的距離；在賞廳導覽時，我了解師父搶救文化的不遺餘力；更難忘師父帶領我們遵循古禮祭天時，第一次虔誠的跪拜在天地之間，全然把自己放下，發現個人是何其渺小及卑微，而師父對天地的敬意及對世界的祝願又是多麼令人動容，當下我決定了自己的志向，一輩子要跟著師父濟世救人，「為己只能一時，為眾終能長久」，我知曉做有益大眾的事是我生命的寄託！

多年前算命師的告誡歷歷在前：「你要修行。」我明白全職義工其實就是一條修行之路，踏上此路，看似偶然卻是冥冥中的必然，「彷佛若有光」的前方，外人看似未明，我卻清楚水窮之處是豐盈的桃花源。

換身體也換心境

古代修行之艱，如玄奘法師必須跋涉十萬八千里路才取得真經，現代修行之難，不在完成超乎常態的挑戰，而是面對生活裡大大小小的考驗，是否都能不改初衷。我跟著師父，就像西遊記裡的師徒，展開了一場身心取經歷險記……

師父每年都會導一齣功夫舞台劇來啓發人性，隨著九十六年大戲《取經西遊歷險記》緊鑼密鼓的展開，我的身體也同時揭開換勁排毒的序幕，一進劇場，整個臉腫到不成人形，不停地流組織液、流血，還起紅疹和水泡，把全部的人都嚇到了。然而正式演出在即，我負責管理演員道具，必須投入演出全程，於是戴上鴨舌帽遮住臉，硬著頭皮上陣。

原本自己心裡早就清楚，要想汰換先天不良的體質，勢必得有長期抗戰的準備，但是每天晚上獨自面對鏡子裡變形的臉，還是忍不住壓抑一整天的淚水，我問自己為什麼會變成這樣？身體和心理到底都累積了什麼？就在極度沮喪的時候，我接到一通師父的來電，我做夢也沒想到師父會親自打電話給我，一聽到師父的聲音，眼淚更是如潰堤般難以控制，電話的那頭，師父仔細的問了我的狀況，再三叮嚀注意事項，提醒吃東西要單純、隨時補充水分、掌握練功及休息的節奏、心情保持喜悅並幫我加油打氣。師父的話語，即使是隔著電話，依然充滿無限的能量，成為支持我的原動力。

哭過之後，我知道，到了該面對的時候。多年來習慣隱藏及逃避，到了這個節骨眼，不得不面對，發在臉上，想躲都躲不掉，就像師父所言：「現在不面對，將來還有更難以面對的事要面對。」我就是逃避慣了，所以造物者用這種方式逼著我面對。我秉持著師父所給的心法，保持平常心，該做什麼就去做，毋須在意他人的眼光，更何況在道場，大家都明白這是怎麼回事，於是把自己敞開，取下原本用來遮醜的鴨舌帽，把重心從自己身上轉移到該做的事情上，一心只想把份內的工作做好，不要因為身體狀況把戲給耽誤了，聚精會神的工作配合練功，讓我暫時忘了自己。

當我停下來，感受到排毒現象每天都有明顯的消退，劇場裡的師兄姐讓我感受的都是溫暖與鼓勵，就連某一次有位不明就裡的師姐看到我的臉，還問：「師姐，你化的這個是妖怪妝嗎？你要演什麼角色啊？」我聽了哭笑不得，但感受到對方善意的關心，我發現原來勇於面對的結果，是所有人的理解、包容與鼓舞。

神奇的是，進劇場兩星期，我嚴重的換勁也只換了兩個星期，一走出漆黑的劇場，迎向我的是無限的光明。臉上的疤痕復原脫落，心靈的傷口也隨之癒合。感謝師父的恩典！讓我從內到外都迅速煥然一新，師父賜予的智慧能量，讓我不再苟延殘喘，而是重新好好地活著。換勁期間，師父無上的功法、心法及師兄姐無微不至的關懷照顧，都時時鞏固我的信念。我學習到原來「面對」並非難事，只要放下自己所有的預設立場與恐懼，把自己忘了，保持穩定、喜悅，按部就班地遵照師父的方法去做，就能通過重重考驗！

面對親情的牽掛

我深信「天生我材必有用」，每個人來到這個世上，都有各自的承擔與使命，師父帶領我闖過重要的一關，讓我從病中明白了人的一生該學的功課；下一個與家人相處的關卡，也到了該面對的時候。

換勁期間，我假託進劇場的緣故，不敢回家，怕家人看到我的臉會擔心，也怕他們會誤解道場。就在這樣的牽掛下，我做了一個夢，夢到在一個樓亭上，四周是一片竹林，我的前方是一座石梯，師父穿著長袍，站在石梯口正準備上樓，看了我一眼，好像在等我跟上來，於是我急忙跑過去，到梯口往上一看，師父已經在一樓階梯頂端平台準備上二樓，師父停了一會兒，好像又再等我，我趕緊往上不斷地跑，想快點追上師父的腳步，可是不知怎麼，我與師父總是保持一個樓層的距離，無法拉近，我還是不停地跑，一邊奔跑一邊掉眼淚，夢裡覺得自己離師父好遠，好像永遠也追不上！

夢醒後向師父報告這個夢境，師父說這個夢其來有自，問我：「你覺得還欠父母什麼？」我立刻明白，在夢中與師父的距離，是我對家人的牽掛，當時的我覺得身為長女，這樣義無反顧的跟隨師父，的確心裡虧欠父母一份扛起家計的責任。

然而師父告訴我：「真正的大孝是修行，連著父母的份一起修，才是對父母真正的報答，要入道而非應世，不可以把『道』與人情世故相提並論，『道』是絕對的，要先入道，不要被世俗牽絆，一切都是假象。」當時我還是懵懵懂懂，不那麼清楚這之間的界線，但我明白，照著師父的話去做絕對沒有錯，於是醞釀住進道場跟大家一起共修。

經過一段時間後，我與家人正式攤牌，表明我要離家，所有人都反對，他們不明白為什麼我這麼年輕就要去當義工，還沒踏入社會、還沒結婚⋯⋯，我了解他們的感受，但他們沒有身歷其境，無法感同身受我的體會，大換勁過後，我心裡一輩子的志向已然篤定，我的身心重生了，我明白不能再過以前的日子，而是要住進道場，全然把自身私欲放下，跟著師父、跟著梅門這個大家庭去救更多的人，救更多原本像我一樣外表看似堅強，內心卻殘破不堪的人！

看著母親流著淚哭喊：「我把你養這麼大、栽培你進國立大學，不是要你去當義工，你讓我覺得二十幾年的苦心都白費了！」我聽了這番話，心裡非常難過與煎熬，但我沒有再說什麼，深怕一開口就無法控制淚水。因為我內心再清楚不過，即使家人不能理解我的決定，我還是要義無反顧地去做，這是我這輩子的使命，若不是師父給的福氣，我不可能重生，所以新的生命已經不是我的了。我毅然決然步出家門，踏進道場，感謝師父全然接納，讓我有了一個新的家，即使我身無分文，也什麼都不會！

回首往昔，跟家人物理的距離拉遠了，心靈的距離卻更近了，感情變得更凝聚。有一回我回台南老家探親，在與母親道別後，她又回頭對我說：「秋慧，不管你想做什麼，媽媽都會支持你，只是你要照顧好你的身體……」我當場淚流滿面，迎上前與母親相擁而泣，我說：「對不起，讓您這麼辛苦……」我永遠忘不了那個畫面，二十年來我第一次擁抱母親。

一切都要感謝師父的教化，讓我一路堅持，終於扭轉了與家人的衝突，就連對家人的關心與擁抱，都是來自師父平日一點一滴的教導。弟子終於明白「道」的可貴，師父的光亮就如星星般恆常，不僅帶領我穿過深黑的夜晚，返回心靈根源的一方淨土，更照亮我周遭的家人，當家人開始練功並且素食，我的內心充滿無比的喜悅！

覺醒才能斷因果

人生的魔幻森林，每個人都在神性的覺醒與魔性的迷失之間擺盪，我的下一個關卡，若沒有師父那雙充滿愛與能量的手，我無法再向前邁進……

換勁之路確實是上天給我的考驗，繼臉部皮膚的換勁後，接續而來的是雙手，兩隻手從手臂到掌心全部紅腫潰爛，不停地流血、流膿及組織液，已多年沒吃藥的我，身上竟不時散發出西藥的味道，整片鮮血淋漓的傷口，「體無完膚」是最貼切的形容。

即使這一次的換勁較之前更加猛烈，但我內心沒有絲毫畏懼，心情是穩定的，而且充滿信心，我知道身體在修復更深層的地方，正排出二十幾年來所累積的藥毒。唯一困擾的，就是不能跟最敬愛的師父握手。

每天晚上，所有師兄姐都有機會與師父互動，親炙教導。每回互動完，師父會跟大家一一握手道別，從握手中，師父再次感應每個人的身心狀態，因材施教，叮嚀該注意的事項，讓我們長進；這樣的方式更像個儀式，而我們每個人何其有幸，有再一次與師父親密互動的機會。

這次換勁，我發現自己逃避的習性席捲而來，這回我想逃的除了自己，還有師父，我不想讓師父看到我的樣子，所以我逃避互動，即使去了互動現場，也把自己隱藏起來，不說話也沒跟師父握手。

身心是息息相關的，心沒打開，身體自然遲遲不見好轉，雖然傷口很快就癒合了，但泛紅及過敏的現象卻始終起起伏伏，而我也一直處於逃避狀態，不想面對問題，更難以面對師父，師父當然知道我在想什麼。在一次互動中，師父握完所有人的手，走向躲在人群後的我，微笑的對我伸出手來，師父溫暖的雙手傳給我所有的愛與能量，師父緊握我的雙手久久不放，我知道師父在幫我調氣，助我一臂之力，也感受到師父用雙手來包容我、理解我、替我加油打氣，除了感動、感恩，還有慚愧，感恩師父不嫌棄我身上的病，仍然接納我、原諒我的無禮，甚至主動來握我的手；我慚愧自己不長進，連師父之前叮嚀的話都拋諸腦後：吃東西沒注意、喝水沒放在心上、功也練得少，最嚴重的是心境停滯不前，以致身體始終在原地踏步。我想起師父說過的一句話：「一個人要覺醒才能真正的健康。」

感恩師父，經由師父言教及身教的啓發，讓我更深入明白，要覺醒才能抽離習氣所造成的因果，每個人都有惡習要改，改是一時的，習性隨時會死灰復燃，神性與魔性就在一念之間瞬息萬變。因此，修行必須嚴謹，就像師父提醒我要居安思危，面對習氣不能有絲毫的懈怠。我期許自己一定要改！修正所有的習氣，面對所有的逃避，才不辜負師父對我的用心。

人生的魔幻森林，師父用智慧、仁慈與勇氣引領我，讓我「關關難過關關過」，期許自己能效法師父的精神，保持覺醒，不再陷入習氣的魔障與輪迴，更期許自己不改初衷，跟著師父幫助更多人走出內心的魔幻森林！

李嵐山修養心法

一清去貪魔，一散去色魔；
一伏去欲魔，一順去嗔魔。
念之！

剝開 通透 水落石出

我的修行成長之路

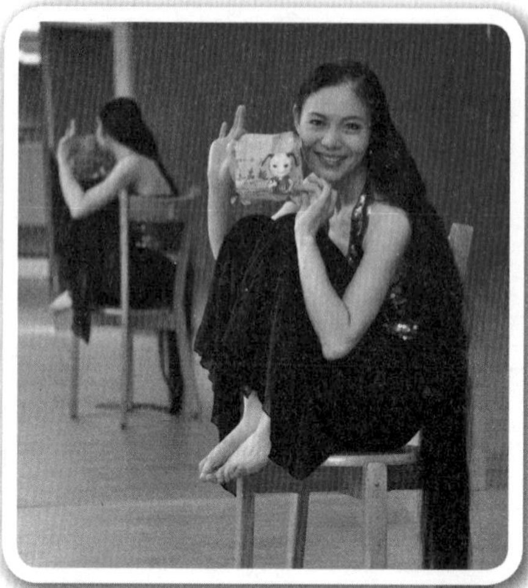

饒懷英

職業：梅門一炁流行總幹事

健康元年：八十年起練功

練功前：

因長時間坐著工作，導致腰和肩背痠痛，也不能久站，而且肺部先天就弱、呼吸系統差；個性保守，思想不開通，執著又不服人。

練功後：

身體的痠痛消失變柔軟，肺部也清淨了；個性愈趨柔軟，跟著李鳳山師父探觸到生命不同的面相，決意終身許道，淬鍊身心。

人是如何提升的呢？當擁有了真切的感情，我們就能安心地在裡頭學習。

我喜歡研究生命的道理，常自問：「生命中最可貴的是什麼？」求學階段，接觸佛理、儒學、道家、基督、回教等各宗教門派，信仰雖然不同，但都有其道理，我深深被吸引，感受到真理會永遠教導我、祝福我。

啟發

我從小不愛動，所以身體非常僵硬，國中運動會表演大會操，全班只有兩個人沒有選上，我就是其中一個。高職學服裝設計，畢業後工作，得長時間坐在縫衣機前，導致腰和肩背的痠痛，也不能久站，而且肺部先天就弱，工作環境裡又有大量棉絮，導致呼吸系統也不好，經常咳嗽。後來同事要我多鍛鍊，就這樣，遇見我生命中最重要的人——李鳳山師父。

剛練功時，在同門師兄姐裡，我最年輕卻也最僵硬，雙手搆不到地、盤坐就往後倒，大家都說從未看過身體這麼硬的年輕女孩。本來想打退堂鼓了，但有一天，師父說了一句話：「把自己練好了，可以幫助更多的人。」這不就是我的人生目標嗎？於是我繼續堅持下去，一段時間後，身體的痠痛逐漸消失，也更柔軟，完全不依靠藥物，肺部也清淨多了。

身體改善之外，意想不到的是個性的改變。我原本極度內向放不開，朋友常笑我留長髮是為了遮臉，有些同事認識很久，都沒有看清我的容貌，因為我總是頭低低的，不太與人交談；雖然是個服裝設計師，衣著卻極度保守，一年四季都把自己裹得緊緊的。除此，我的思想也不開通，總是執著一意，又不服人，當時已在另一個道場學習修行，師父為了讓我明白，不知費了多少通宵。

師父問我：「修行的目的是什麼？」

「了脫生死。」我回答道。

「不知生，焉知死？」

「我們天天念經文，就會知道。」

「我給妳一拳好不好？」

「你為什麼要打我？」

「因為妳會知道！」

「我們上師說我們像三歲小孩，還在學習階段。」

……

不知天高地厚的我，自以為聰明地跟師父強辯，但師父總以高度的幽默般若，在生活中點點滴滴引我入道。

一天，我在梳理及肩的頭髮時，因為糾結梳不開，忍不住抱怨：「好煩喔！乾脆剪掉好了！」

師父笑一笑，說：「等到不煩的時候就可以剪頭髮了！」

從此，留髮變成我的功課。年復一年，頭髮愈來愈長，梳理的時間也跟著增加，我每天耐心地梳著，也養成每天早起梳頭的習慣，不知不覺中，髮長及腰、及膝，再及地。起初，我還找機會請教師父什麼時候可以剪短？師父笑而不答，我明白我的功課還沒完。

留髮將及二十載，髮長比我還要高，我得站在凳子上才能梳開！許多人好奇我是怎麼做到的？沒別的，就是「聽話」，從「聽話」裡去欣賞身邊的每一樣東西；就在留髮與梳髮之間，我學會了耐心，進而了解無所謂「耐不耐心」，更體會到師父用心良苦！去年，師父微笑著告訴我：「頭髮可以剪了。」

明師

「師者，所以傳道、授業、解惑也。」師父以無比的愛心、耐心和身教、言教，傳達生活之道、教授養生之業，細解生命之惑！教我當下修行觀，就拿開車來說，從常識、技術到心境，都是師父大方的成全。

剛考取駕照時，我天天練車，師父總是抽空陪著關照，提醒我注意這個注意那個！師父說：「開車要開在三不管地帶」，所謂「三不管」——你不管、我不管、警察不管，就是全神專注，眼明手快，「我不去撞人，也不讓別人撞到我」，守規矩順著開，平安無事，誰也管不到誰！我很感動，這不就是「保護自己，保護別人」嗎？

有一回，我開師父的新車，一個不小心擦撞到牆，下車察看車子的刮痕，十分心疼，趕緊向師父說對不起，沒想到師父微微一笑，說：「妳心疼了，我就不心疼了。」師父的心完全放在「人」上面，我們惜物知理，師父就放心了。

有一天晚上，在高速公路上開車，師父指著快速向前奔馳的車子，問道：「看到了什麼？」車如流水馬龍，車尾閃著紅紅的後照燈，我說：「好像一閃一閃的螢火蟲，好美呀！」師父有感而發地說：「希望能渡盡這每一盞燈裡的家庭！」

師父總是處處關心別人，遇見路邊兜售口香糖或是觀光區主動代拍照片的小販等，師父都視人如己地照顧，我體會到，原來體貼別人，就是在修行。

若有重症患者上門求助，師父依然照單全收。我初來道場時，經常陪著師父到各大醫院和朋友家中幫他們調心、調氣，也讓我深刻的探觸到生命的各個面相。

甫練功吃素的我，每每走到門口，濁氣病味撲面而來，雙腳就是跨不進去，但師父卻毫不遲疑地靠近患者，用心地為他們調理身體，並給他們穩定、安心和勇氣的心法，師父所流露出的包容和仁慈，讓我見識到無私和大捨的心境。

「生」與「死」是人生最大的功課，要花一輩子來學習與了悟，人憑何而生？因何而亡？師父不斷地點醒我們：「究竟之道就是踏實鍛鍊、修正惡習！」多一個人做到，師父就多輕鬆一些，畢竟為人調氣是很消耗元氣的。因此，更加強了我的決心，從自己做起，進而影響更多的人。

師父不僅待人盡心，對物亦是珍惜，一雙鞋穿了十幾年還像新的一般，連鞋底都沒磨損，我們嘖嘖稱奇，師父瀟灑地說：「這就是輕功哪！」

倘若我們關窗户時，不小心壓到窗邊的黃金葛，師父心疼的表情，彷彿被壓到的是一個人。

經常，學生在鋪打坐墊時，不經意地，「碰」地好大一聲，激起一陣氣流。「打坐墊要輕輕地放，有拉鏈的那面要朝下面、朝後頭擺！」師父耐心地說，又語重心長地提醒：「要惜物，愛物者必定仁民，這也是養生觀念！」

回想自己求學時期，因先天條件好以及努力累積的才藝，讓我覺得優越，代表學校參加全國服裝設計比賽得獎並保送大專，更是自信滿滿，養成自以為是、凡事循己意的固執，不易與人溝通，常不自覺地犯錯。師父知道我上進，也知道我好強，告訴我：「做人做事都要掌握順、轉、和」，多年的試煉，我了然，不光是把事情做好，還要照顧人的感受，才是真正的協調！

有一次，我完成一件作品，內心很得意，想得到讚美，脫口而出：「師父您看！好看吧？」師父點點頭，笑說：「嗯！很好，『不問』更好！」

「嗯。」我也笑了。師父在細緻中自然流露的幽默，讓我馬上調整自己的好勝心。

比起功法來，師父更注重觀念的傳授，想辦法涵養我們的心性，釋迦牟尼佛說過：「功力與修養要同步精進，才不致墜入惡趣。」

至今，追隨師父已二十一個年頭，師父不斷地給我們正確觀念，師父常說「觀念對，做錯還是對；觀念不對，做對還是錯。」我們常將聰明用於偽裝，在社會環境中所累積的經驗，造就自己愈來愈懂得生存之道，因而愈學愈精，變得複雜，也愈不明白，師父一直努力將我們拉回來，回到我們的初發心。

學習掌握初發心，著實不容易，因為每個人都有自己的價值觀和習性，就像我剛跟著師父的時候，我好辯駁，經常運用聰明來掩飾錯誤，以維護自己的形象和面子，師父花了好大的功夫來調整我的問題，教我腦子要正用。這對我的影響很大，以至於日後對人對事，只要是該做的，就是永不放棄；遇到對的人，就是要受教。

師父教導我們在清明程度到了一定的火候時，還要進一步接納仍感覺到污穢不舒服的地方，甚至打成一片，達到出淤泥而不染的境界，並在融合彼此的過程中，去感受真正的慈悲為懷。跟隨師父修行，就是修出自覺，人常常因為不自覺而傷人，傷害環境。師父告訴我們要去「受」別人對你的好，在自己則是要「認」，毋須懼怕。因為願意接受關心和考驗，我們內在穩定的力量就被啓發了。

考驗

民國八十六年，親愛的父親被診斷罹患攝護腺癌末期，癌細胞侵入骨髓，以致造血功能不良，無法手術治療，醫師最終宣判，就只剩兩個月了！突如其來的惡耗，讓全家人六神無主。

當時，我已跟隨師父五年，愈來愈清楚人為什麼生病、以及如何恢復健康，於是懇請父親鍛鍊氣功，甚至跪求父親，師父也親自前來幫助父親，終於激起父親的鬥志，開始練功。

當時骨髓裡癌細胞蔓延，父親每動一下，就飽受刺骨之痛，但父親展現軍人的毅力，他佝僂著身子，咬著牙，扶著床邊，用單手甩，甩完一邊再換邊，從甩十下、百下，到一天五千下，這個從不間斷的畫面，是我一輩子的感動與鼓勵。

開始平甩後，父親明顯排毒，身上味道很重，但體力慢慢恢復，他很堅定地說：「我從來沒有死的念頭！」

相信，給我們翻轉的力量！父親堅忍的精神，旺盛的求生意志，創造令人難以置信的奇蹟——三個月內控制了癌細胞，抗原指數恢復正常！

父親恢復健康，也恢復大書法家的手勁兒，他畢生功力只為師父的智慧語錄而提筆，現在梅門各道場皆可看到父親親筆寫就的師父心法真跡哩！

父親的經驗，也帶動母親開始平甩。民國九十年時，她因為糖尿病，血糖飆高到五百，腳部受傷流血流膿，眼看著就要將腳鋸掉了，同時眼睛產生病變，視網膜剝落、破了一個洞，右眼乾枯沒有視力，左眼也只剩〇．〇一。此刻，家人又再度體會「一人生病，全家受累」的無奈。

幸好母親已在鍛鍊，馬上加強平甩，立即素食，每每兩眼又痛又癢時，她就什麼也不想，一直練，累了就靜坐，起來又繼續甩，常常練功練到忘記吃飯！最高紀錄是一天練了十二小時。一年後視網膜竟活化再生、又長了回去，連醫生也驚訝不已！

不敢想像，如果沒有師父，父母生病時，我會是何等光景？恐怕像其他人一樣，工作、醫院兩頭跑，心力交瘁，到最後連自己也垮了。

從中，我體會到自我鍛鍊的可貴和相信的力量，我們的心愈堅定，念頭愈單純，所產生的力量也愈大。師父不但引領我修行，也是我們全家的救命恩人。

公益

當父母親病重病危時，幸賴師父的救助，得到重生，癒後甚至比病前更健康！我看到師父在災難發生前，苦口婆心要我們調整身心、端正人性來避免危難，對已成疾者，只要肯聽話、肯練，一樣得以挽救。師父能救我的父母，也一樣能救別人的父母，我決心終身許道，護持師父。

父母親也勉勵我：「難得跟到好師父，要好好學。」

在梅門，除了學習身心健康法則，更重要的是掌握了對公眾有益之事，師父不斷呼籲「治已病不如治未病」的重要。醫者，有「下醫」與「上醫」，「下醫」治已病，「上醫」則在未病之初，即預防不致病。行「公益」亦然，也有「上公益」與「下公益」，跟著師父我們學到：災難發生前預先避免和防止，這是「上公益」。一般人也許難以體會「上公益」之可貴，但確是許多社會問題的根本解決之道。

來到梅門的義工，沒有一個人是為了名利或權力，大家就是不斷地學習，學習如何把事情做好、如何與人相處、與團體協調，更學習如何打開心，面對問題，讓不夠好的地方變好，讓好的地方變得更好。

在我一生中，影響我最大的人，一位是吃苦耐勞撫養我長大的父親，另一位就是讓我不斷地淬煉身心的師父。師父給了我全面成長的環境，共修、互動、教課和演講，也擔任舞台劇演員、在「梅門之衣」發揮服裝設計的專業……，讓我勇於面對，勇於突破，啓發潛能。

許多人都覺得梅門弟子挺認真的，説實在的，最大的榜樣就是師父，每每忙了一整天，我們都已精神不濟，師父還在構思活動或設計功法，總要面面俱到。像早年台北市政府邀請師父為身障人士授課，師父用心設計最適合的功法與心法，讓大家慢慢鍛鍊出信心，從坐輪椅到站起來，令人由衷地感動，師父不但給大家方法，更給大家希望。

每個人靠近師父，都會感受到一股穩定的力量，其實穩定就是正常，但我們習氣太重，早已失常，常讓師父從白天講到晚上，又從晚上講到天亮，不斷地講，一直講到讓我們明白，去除虛偽和造作，做一個「正常」的人。

我一直渴望追尋可以終身學習、永恒不滅的東西，現在我找到了！「人要義無反顧地接受訓練……」師父什麼都教了，我必須更加努力，用心跟隨，將自己剝乾淨，直到水落石出！

李鳳山修養心法

由內而外是真相，由定而行是真動，
由真而語是真語，由謙而讓是真和。
明之！

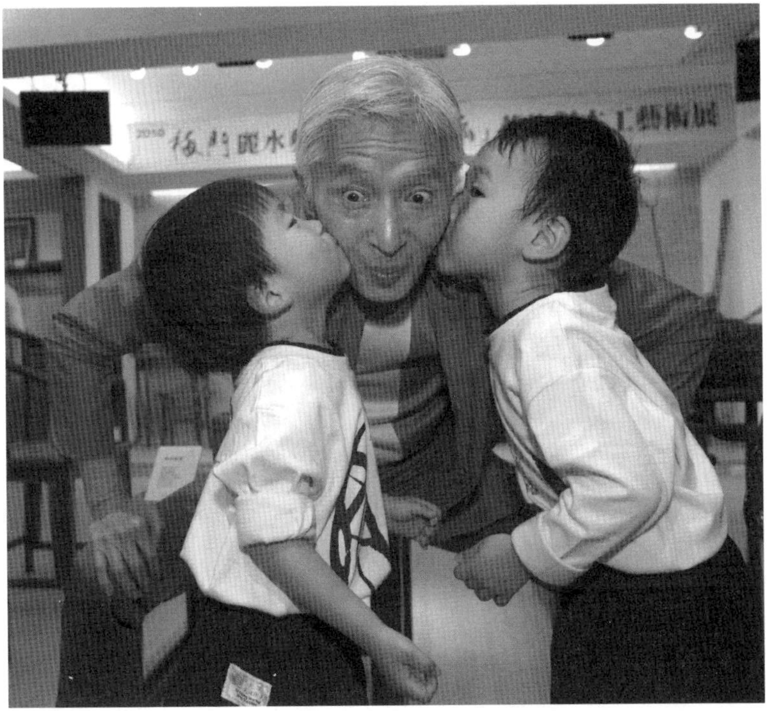

【梅門文化基金會】簡介

「梅門一氣流行」，創設於 1989 年。在修養明師李鳳山師父主持下，依循中國傳統「動靜並修、內外兼養」之鍛鍊法則，將中國傳統導引術—即今所稱「氣功」，結合武術、醫道與修行，融入生活中，循序漸進教導學員放鬆身心，調養自身，真修實煉，提升個人整體健康；並行腳下鄉，深入各大學校、醫院、機關團體、鄰里社區，舉辦各項公益普傳活動，積極推動全民健康。近年來，梅門更接受海外多方邀約，進行「全球健康甩‧甩出和平來」活動。

梅門長年致力於闡揚中華文化，透過大型功夫舞台劇演繹中華武學之美，推廣文武合一修養之道；同時將中國老祖宗脈脈相傳的「禮、樂、射、御、書、數」古六藝，推演到「食、衣、住、行、育、樂」現代六藝領域，成立淨素飲食聯盟引導大眾認識食／飪養文化；重新展示中華衣飾，並匯聚百工百藝、提供藝術家創作發表平台，更於 2009 年設立「梅門德藝天地」，引領生活美學，帶動養生文創新風潮。

因緣成熟，2015 年「梅門文化基金會」在各方善緣挹注下成立，承繼「教養生、傳文化、辦教育、推休閒」志業，以人為本、以厚實的文化為底蘊、以平甩為法，積極推動終生學習、健康自助之道，幫助大眾建立文化素養及養生修行觀，獨善其身，而能兼善天下，共同促成世界大同之和平願景。

梅門官網 http://www.meimen.org/

李鳳山師父簡介

打造現代烏托邦的生命實踐家

「無論我到那，都能使人日子過得更好、更舒泰、更自在，
我也就更加的穩妥。為全世界的快樂，我只做該做的。」
——李鳳山師父

李鳳山師父，家中世代修道習武，成長時期憑著一股行俠仗義的傻勁，頗多機緣巧遇，先後得到修道隱士、武學奇人傾囊相授。

父親格言：「現在這個時代，要做勇士，不要做烈士。」

1987 年，李師父參與國科會「生物能場」實驗，將氣功提升至科學領域，獲得突破性成果，證實了中國源遠流傳的修行法門，確實對人類身心靈帶來極大的開發潛力。1989 年成立「梅門一氣流行養生學會」，讓學習者有良好的共修環境，也在師父感召之下，紛紛加入義工行列，不談利益，只談公益，一起為人類的幸福而努力，並幫助了許多罹患重症或宿疾的人，因鍛鍊獲得重生。

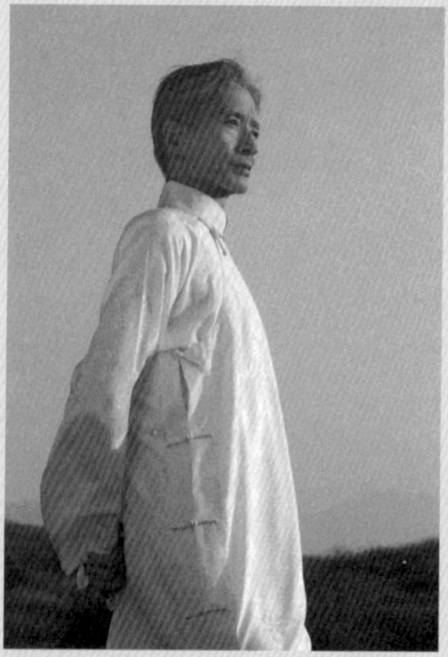

2003 年，世界瘟疫 SARS 席捲全台，李師父發願與病毒賽跑，帶義工四處行腳，教大家練「平甩功」，讓人人有一套自我鍛鍊的法則，進而己立立人，一起幫助更多人。「平甩公益」從大城走向小鄉，從台灣走向全球，為全世界的和平與穩定，永不止息地努力…。

李師父說：「我們所做的一切，都是為了傳播愛，因為愛而讓人有上進之樂。」

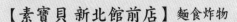

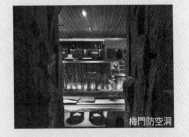

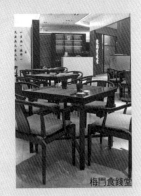

休閒民宿──山居淨心能量

【大義山莊】山居俠客行

李鳳山師父以大義興建的山林道場，位於北埔二寮神木山區，
清靜幽雅、靈氣充沛，為得天獨厚能量寶場，
來此簡居、素食、舒心、暢懷，邀您健康走萬里，始自大義行！

新竹縣北埔鄉大林村二寮八鄰 14 號
9:00 - 11:00 (週一休)
請預約：03-511-1066 葉京燕 或
0937-563-368 梁亞忠
FB：大義山莊養生民宿

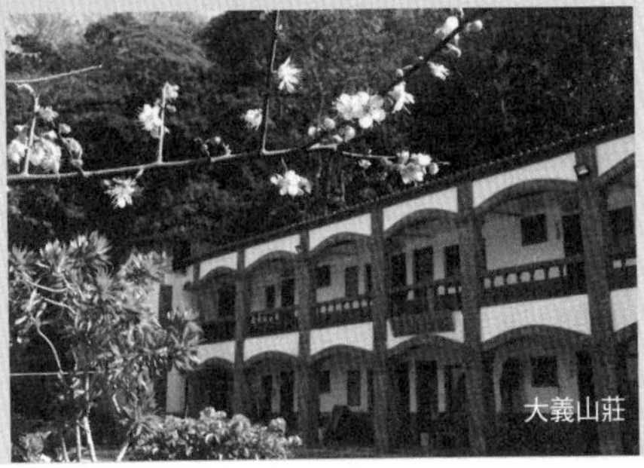

大義山莊

【梅門需要房】人人需要不需藥 需要還得品質好

品質保證，令人安心，達到涵養的生活能量補給站
修養明師李鳳山師父親自研發和嚴選，
提供淨素養生、食、飲、用的各式健康福品
這份濟世的用心與一品的堅持，
創造您一輩子的身心靈健康！

東門店：台北市信義路二段 193 號
(捷運東門站 7 號出口) 02-2393-0588
中正店：台北市信義路二段 1 之 4 號
(捷運東門站 1 號出口) 02-2397-1169
新竹店：新竹市東區慈雲路 73 號
(Costco 斜對面)
FB：梅門需要房

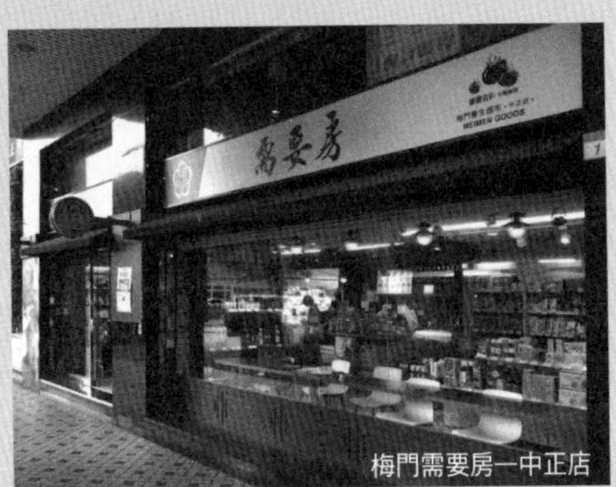

梅門需要房—中正店

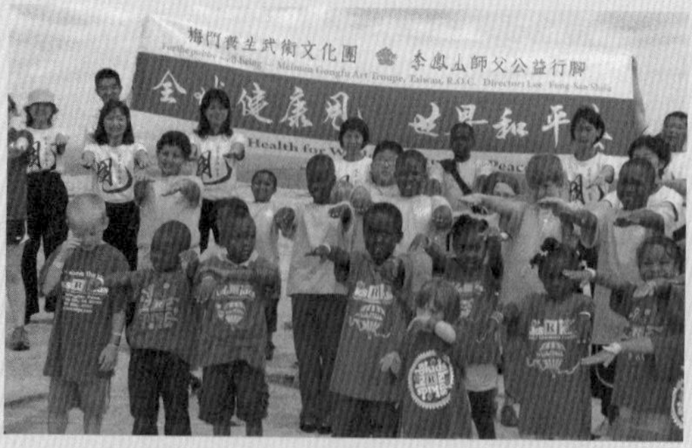

平甩傳愛 全球健康

李鳳山師父發願，讓平甩跑得比傳染病還快！
多年來，梅門義工行腳大城小鄉，
主動走入偏遠社區、老人中心等醫療資源缺乏的地方，
將簡單的平甩教給民眾，幫助無數人創造健康奇蹟！
做得愈多，看到人們的需要更大。
懇請支持平甩傳愛，讓您的愛心創造更多人的健康！

《平甩傳愛基金》

梅門平甩志業

捐款方式：◆線上捐款：https://meimen2.eoffering.org.tw/

◆銀行匯款：戶名：財團法人梅門文化基金會

(1) 第一銀行光復分行 / 帳號：153-50-371719

(2) 郵政劃撥 / 帳號：5036-0988

◆海外匯款：(當地貨幣或美金)

NAME: MEIMEN CULTURE FOUNDATION
A/C: 153-50-371719
BANK: First Commercial Bank Guangfu Branch
1F, NO.16 GUANGFU N. RD., TAIPEI,TAIWAN,R.O.C.
swift code: FCBKTWTPXXX

請註明捐款人姓名 、地址、電話，傳真 02-2271-0216，以便開立收據給您

財團法人梅門文化基金會／
100 台北市延平南路 85 號 3 樓　電話 (02)2271-0555
Web http://www.foundation.meimen.org/
E-mail friends@meimen.org

◆ 國內地區

城市/館別		地址
臺北梅門德藝天地		臺北市信義路2段189號（捷運東門站7號出口） (02) 2321-6677
臺北西門館		臺北市延平南路85號3樓（捷運西門站4號出口） 02-2331-5008
新北板橋館		新北市板橋區東門街30-2號5樓（捷運府中站1號出口） (02)2271-0555
宜蘭	羅東教室	宜蘭縣羅東鎮中正路130號2樓（羅東鎮農會中正辦事處樓上） (03) 956-1760
宜蘭	宜蘭教室	宜蘭市神農路2段55號福郡大飯店2樓佛堂 (02)2271-0555
基隆		基隆市延平街7號（智仁里活動中心三樓） (02) 2271-0555
桃園		桃園市大連二街10號 (02) 2271-0555
中壢		中壢市永樂路42號 (03) 426-3474
新竹		新竹市東光路192號B1（山燕科技大樓） (03) 574-5874
臺中		臺中市中美街365號 (04) 2310-3188
臺南		臺南市西門路二段351號8樓（民族路口凱基銀行樓上） (06) 228-2275
高雄		高雄市九如二路255號10樓 (07) 313-5995

◆ 全球地區及平甩修煉

◆ 美國、香港及澳門地區養生課程時間地點，以及大陸、澳洲、新加坡、印尼、馬來西亞等各地平甩修煉團，詳梅門官網。

梅門香港道場

電話：5548-3818(可WhatsApp)

服務時間：週一至週五下午四點至八點(公眾假期休息)

香港道場微信

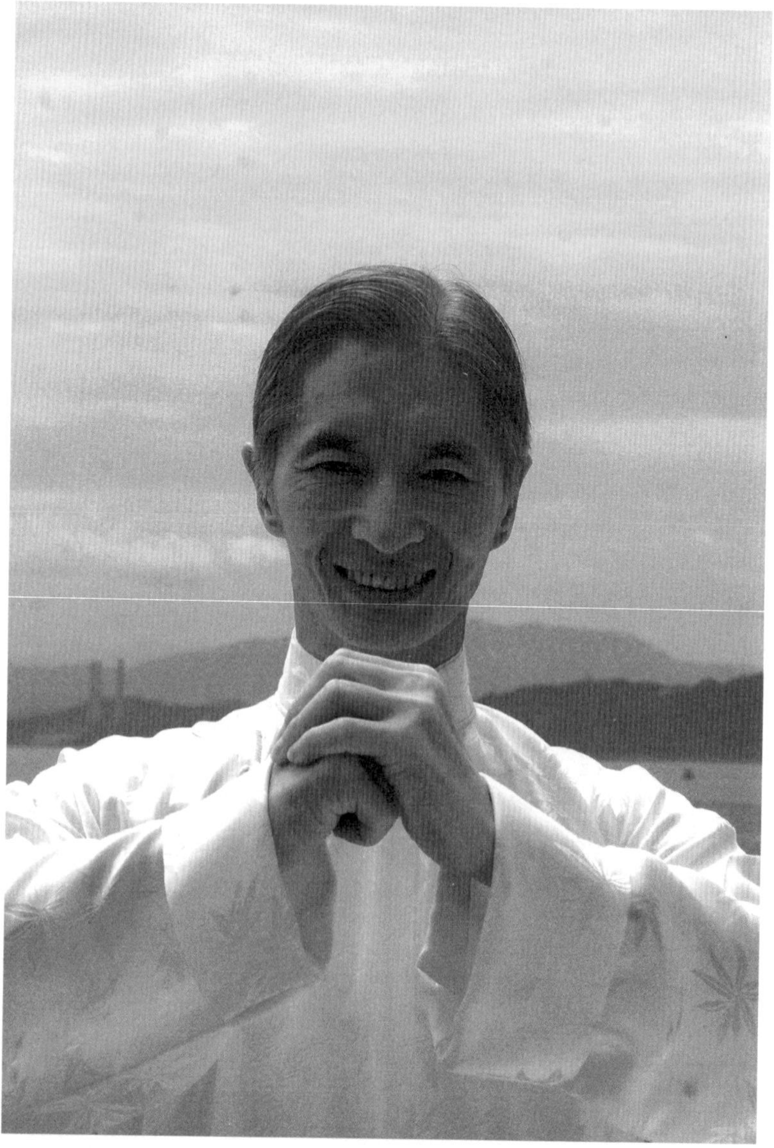

國家圖書館出版品預行編目資料

李鳳山自馭之道（修訂版）：生命的真相．修復的力量
／李鳳山著. --初版.—台北市：商周出版：家庭傳媒城
邦分公司發行，　2011[民100]
面；　　公分. --（李鳳山作品集；5）

ISBN 978-986-120-979-1 (平裝)

1.氣功　2養生

413.94　　　　　　　　　　100014578

李鳳山作品集05
李鳳山自馭之道（修訂版）：生命的真相．修復的力量

作　　者／李鳳山
出版企畫／梅門德藝文創股份有限公司
文字編輯／社團法人中華民國梅門一氣流行養生學會　編輯組
責任編輯／黃靖卉

版　　權／吳亭儀、江欣瑜
行銷業務／周佑潔、黃崇華、張媖茜
總 編 輯／黃靖卉
總 經 理／彭之琬
事業群總經理／黃淑貞
發 行 人／何飛鵬
法律顧問／元禾法律事務所 王子文律師
出　　版／商周出版
台北市104民生東路二段141號9樓
電話：(02) 25007008　傳真：(02)25007759
blog:http://bwp25007008.pixnet.net/blog
E-mail：bwp.service@cite.com.tw
發　　行／英屬蓋曼群島商家庭傳媒股份有限公司 城邦分公司
台北市中山區民生東路二段141號2樓
書虫客服服務專線：02-25007718；25007719
服務時間：週一至週五上午09:30-12:00；下午13:30-17:00
24小時傳真專線：02-25001990；25001991
劃撥帳號：19863813；戶名：書虫股份有限公司
讀者服務信箱：service@readingclub.com.tw
城邦讀書花園：www.cite.com.tw
香港發行所／城邦（香港）出版集團有限公司
香港灣仔駱克道193號東超商業中心1樓 E-mail:hkcite@biznetvigator.com
電話：(852) 25086231　傳真：(852) 25789337
馬新發行所／城邦（馬新）出版集團【Cite (M) Sdn. Bhd. (458372U)】
11, Jalan 30D/146, Desa Tasik, Sungai Besi,
57000 Kuala Lumpur, Malaysia
電話：（603）90563833　傳真：（603）90562833

封面設計／斐類設計工作室
版面設計／洪菁穗
排　　版／極翔企業有限公司
印　　刷／韋懋實業有限公司
經　　銷／聯合發行股份有限公司
地址：新北市231新店區寶橋路235巷6弄6號2樓
電話：(02) 2917-8022　傳真：(02) 2911-0053

■2011年11月初版1刷
■2022年6月21日二版2刷
定價300元　　　　　Printed in Taiwan

城邦讀書花園
www.cite.com.tw

 ISBN 978-986-120-979-1

廣 告 回 函
北區郵政管理登記證
北臺字第000791號
郵資已付，免貼郵票

104　台北市民生東路二段141號2樓

英屬蓋曼群島商家庭傳媒股份有限公司城邦分公司　收

請沿虛線對摺，謝謝！

書號：BK2005X　書名：李鳳山自馭之道（修訂版）　編碼：

請於此處用膠水黏貼

商周出版

線上版讀者回函卡

讀者回函卡

感謝您購買我們出版的書籍！請費心填寫此回函卡，我們將不定期寄上城邦集團最新的出版訊息。

姓名：＿＿＿＿＿＿＿＿＿＿＿＿＿＿＿＿ 性別：☐男 ☐女

生日：西元＿＿＿＿＿＿年＿＿＿＿＿＿月＿＿＿＿＿＿日

地址：＿＿＿＿＿＿＿＿＿＿＿＿＿＿＿＿＿＿＿＿

聯絡電話：＿＿＿＿＿＿＿＿＿＿ 傳真：＿＿＿＿＿＿＿＿＿＿

E-mail：

學歷：☐ 1. 小學 ☐ 2. 國中 ☐ 3. 高中 ☐ 4. 大學 ☐ 5. 研究所以上

職業：☐ 1. 學生 ☐ 2. 軍公教 ☐ 3. 服務 ☐ 4. 金融 ☐ 5. 製造 ☐ 6. 資訊

☐ 7. 傳播 ☐ 8. 自由業 ☐ 9. 農漁牧 ☐ 10. 家管 ☐ 11. 退休

☐ 12. 其他＿＿＿＿＿＿＿＿＿＿＿＿＿＿＿＿

您從何種方式得知本書消息？

☐ 1. 書店 ☐ 2. 網路 ☐ 3. 報紙 ☐ 4. 雜誌 ☐ 5. 廣播 ☐ 6. 電視

☐ 7. 親友推薦 ☐ 8. 其他＿＿＿＿＿＿＿＿＿＿＿＿

您通常以何種方式購書？

☐ 1. 書店 ☐ 2. 網路 ☐ 3. 傳真訂購 ☐ 4. 郵局劃撥 ☐ 5. 其他＿＿＿＿

您喜歡閱讀那些類別的書籍？

☐ 1. 財經商業 ☐ 2. 自然科學 ☐ 3. 歷史 ☐ 4. 法律 ☐ 5. 文學

☐ 6. 休閒旅遊 ☐ 7. 小說 ☐ 8. 人物傳記 ☐ 9. 生活、勵志 ☐ 10. 其他

對我們的建議：＿＿＿＿＿＿＿＿＿＿＿＿＿＿＿＿＿＿＿＿

＿＿＿＿＿＿＿＿＿＿＿＿＿＿＿＿＿＿＿＿

＿＿＿＿＿＿＿＿＿＿＿＿＿＿＿＿＿＿＿＿

請於此處用膠水黏貼